女性免疫性不孕不育的中医诊治

主　编　冯宗文

副主编　赵春梅

编　委　冯宗文　赵春梅　蔡仁燕

　　　　鲁　敏

U0346193

中国中医药出版社

·北　京·

图书在版编目（CIP）数据

女性免疫性不孕不育的中医诊治 / 冯宗文主编 .—北京：中国中医药出版社，2017.8

ISBN 978-7-5132-4249-3

Ⅰ . ①女… Ⅱ . ①冯… Ⅲ . ①不孕症 – 中医治疗法②男性不育 – 中医治疗法 Ⅳ . ① R271.14 ② R256.56

中国版本图书馆 CIP 数据核字（2017）第 117399 号

中国中医药出版社出版

北京市朝阳区北三环东路 28 号易亨大厦 16 层

邮政编码　100013

传真　010 64405750

山东百润本色印刷有限公司印刷

各地新华书店经销

开本 880×1230　1/32　印张 6　彩插 0.25　字数 146 千字

2017 年 8 月第 1 版　2017 年 8 月第 1 次印刷

书号　ISBN 978 – 7 – 5132 – 4249–3

定价　33.00 元

网址　www.cptcm.com

社 长 热 线　010–64405720
购 书 热 线　010–89535836
侵 权 打 假　010–64405753

微信服务号　zgzyycbs
微商城网址　https://kdt.im/LIdUGr
官 方 微 博　http://e.weibo.com/cptcm
天猫旗舰店网址　https://zgzyycbs.tmall.com

如有印装质量问题请与本社出版部联系（010 64405510）
版权专有　侵权必究

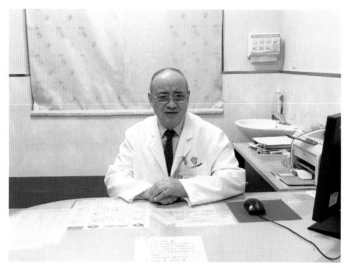

冯宗文教授近照

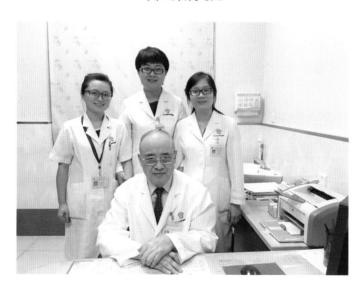

前排：冯宗文教授；后排从左至右：鲁敏硕士、赵春梅博士后、蔡仁燕硕士

内容提要

　　本书是冯宗文教授带领多位相关专家学者以数十年的临床实践经验总结而成。本书包括总论篇、药物篇、方剂篇、证治篇等，对免疫学基础理论、治疗免疫性不孕不育的常用方剂和多种女性免疫性不孕不育症的诊治以及辅助生殖技术调治方法等进行了论述，较为实用、有效，可供中医妇科从业者参考。

罗　序

　　生殖免疫学是近年发展起来的新兴学科，也是生殖医学的重要分支。现代医学中生殖医学的发展日新月异，关于免疫性不孕、卵巢早衰、复发性流产等问题的临床与基础研究已经取得令人瞩目的成就。

　　中医学作为世界上最古老的医学之一，经过数千年的不断积累，其对生殖生理、免疫的认识有一套完善的理论并在临证应用上取得一定的效果。尤其是近五十年，对中医理论及药理的深入研究，进一步证实了中医药在生殖免疫学上的特色与优势及其远大前景。

　　冯宗文教授从医五十余载，始终致力于中医妇科生殖免疫的研究，其贯彻中医辨证与西医诊断相结合的路线，遵古而不泥古，敢于创新，遣方用药既根据中药的性味归经，又参考中药药理研究成果，融会贯通，从而提高了中医中药在生殖免疫性疾病中的治疗效果。

　　冯教授结合众家之所长及自己数十年经验，将多年心血整理成册，不肯自秘其私。近日读其所作，感受良多。冯教授所著既展示了传统中药治病的精粹，更反映了现代中医运用中药治病的崭新成果。其作内容丰富，易学易用，可供中西医临床工作者、医学生阅读参考。

广东省妇幼保健院
　　　　　　　　　　罗喜平　教授
广东省妇产医院

2015 年 9 月 28 日于广州

前　言

　　现代所提的免疫理论在我国早有记载,公元 997～1022 年宋真宗时代,我国就用接种人痘预防天花,至明代隆庆年间,我国对人痘法有了重大改进,同时创造了人体连续传代的方法以降低苗株的毒力。此法开创了现代免疫学的先河,比英国的牛痘预防天花早700 年。因此,可以说,中医对免疫学的认识和预防是有丰富经验的。

　　虽然中医和免疫学二者关系密切,但目前还没有很好地结合与运用。中医药正面临挑战,与所有其他学科发展一样,中医药也需要依靠现代科学技术,去进一步完善。多年来在冯宗文教授的带领、主持下,我们对妇科生殖免疫性疾病,从基础理论、中药学、方剂学以及临床证治等方面进行了一系列研究,通过不断总结经验,最终编成《免疫性不孕不育的中医诊治》一书。本书主要论述了中医药与生殖免疫学的密切关系。中医免疫学是近几年新兴的学科,正逐渐得到临床的关注,其明显的疗效更得到了现代医学的认可。

　　本书并无任何惊心动魄之语,更没有华丽的辞藻和篇章,但是,每个字、每句话都是冯教授和我们从医多年的体会与心得。书中不足之处,诚望高贤指正。希望中医免疫学的魅力让中医药得以进一步的发扬,在未来得到更完美的绽放。

广东省妇幼保健院
赵春梅
广东省妇产医院

2016 年 7 月 18 日

目　录

总论篇

免疫学基础简述

传统认为，免疫（immune）是免除传染（疫）病。现代定义为机体防御病原微生物侵袭，识别和清除抗原性异物而得以保持机体稳定、平衡的一种生理功能。

一、免疫系统

正常机体有完善的免疫系统，其由免疫器官和组织、免疫细胞和免疫活性分子等组成，具有免疫防御、免疫平衡、自稳和免疫监视等三大功能。

1.免疫器官　分中枢免疫器官和外周免疫器官。中枢免疫器官包括骨髓、胸腺。骨髓是干细胞和 B 细胞发育、分化的场所；胸腺是 T 细胞发育、分化的场所。外周免疫器官为脾和全身淋巴结，是成熟 T 细胞和 B 细胞定居、执行免疫应答功能的场所。此外，黏膜（包括胃肠道、呼吸道、泌尿生殖道及一些外分泌腺黏膜）和皮肤也是重要的局部免疫组织。

2.免疫细胞　是指所有参与免疫应答或与免疫应答有关的细胞，包括 T 细胞和 B 细胞。

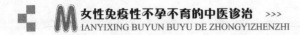

（1）T细胞：来源于骨髓，在胸腺内发育成熟，占外周血淋巴细胞总数的 60% ~ 80%，是介导细胞免疫、调节机体免疫功能的主要细胞。

T细胞有四个亚群：①细胞毒性 T 细胞（CTL），具有直接或间接杀伤靶细胞的能力。②迟发型超敏反应 T 细胞（TD），参与迟发型超敏反应的发生，具有释放多种细胞因子的能力。③辅助性 T 细胞（TH），可辅助和增强其他免疫细胞的功能。④抑制性 T 细胞（TS），可抑制或减弱其他免疫细胞的功能。前二者是主要的效应细胞，后二者是主要调节细胞。

（2）B细胞：来源于骨髓并在骨髓中分化成熟，占外周血淋巴细胞总数的 10% ~ 15%，是产生抗体（即免疫球蛋白）介导体液免疫功能的主要细胞，也是重要的抗原呈递细胞，还能分泌细胞因子调节免疫应答。

其他如自然杀伤细胞（NK 细胞）、单核－巨噬细胞、树突细胞、粒细胞、红细胞等。免疫细胞是免疫系统的重要组成部分，参与和调节非特异性免疫和特异性免疫。T、B 细胞是重要的免疫活性细胞。其他免疫细胞则发挥调节和辅助作用，协助 T、B 细胞完成对抗原的免疫应答。

3. 免疫活性分子　是由多种细胞合成和分泌的具有免疫功能的分子状态物质。有免疫细胞膜分子，如抗原识别受体分子、分化抗原分子，主要组织相容性分子以及一些受体分子等；由免疫细胞和非免疫细胞合成和分泌的分子，如免疫球蛋白分子、补体分子及细胞因子等。

（1）抗原、免疫球蛋白与补体：①抗原（Ag）是指能与 T 细胞抗原受体（TCR）或 B 细胞抗原受体（BCR）结合，致使其增殖、分化、产生抗体或致敏淋巴细胞，并与之结合，产生免疫应答效应。抗原一般具有两种性质，一是免疫原性，即抗原刺激机体产生免疫应答，诱导产生抗体或致敏细胞的能力；二是抗原性，即抗原能与其诱导产生抗体或致敏淋巴细胞特异性结合的能力。同时具免疫性和抗原性的物质称为免疫原，又称完全抗原，即通常所称的抗原；仅具抗原性的物质，称不完全抗原，又称半抗原。

抗原的特异性，即某一特定抗原只能刺激机体产生与之能进行特异性结合的抗体或致敏淋巴细胞，发生针对该抗原的免疫应答。

②免疫球蛋白与抗体：免疫球蛋白（Ig）是具有抗体活性或化学结构与抗体相似的球蛋白的总称。抗体均为免疫球蛋白，但免疫球蛋白不一定都有抗体活性。Ig 除可容性形式存在于体中，也可镶嵌在 B 细胞膜上成为膜表面 Ig，即 B 细胞识别抗原的受体（BCR）。

抗体（Ab）是介导体液免疫的重要效应分子，是抗原刺激机体 B 细胞，其活化、增殖、分化为浆细胞后产生的一类能与相应抗原特异性结合的一种球蛋白，主要存在于血清等体液中，通过与相应抗原特异性结合，发挥体液免疫功能。而每一种浆细胞克隆只可以产生一种特异性抗体分子。血清中的抗体是多种抗体分子的混合物，它们分别是 IgG、IgA、IgM、IgD 和 IgE。

IgG：是含量最高的 Ig，占血清总 Ig 的 75% ~ 80%。多数抗菌、抗病毒、抗毒素抗体均属于 IgG，是机体抗感染的主要抗体。具有调理、增强吞噬作用，激活补体及抗体依赖的细胞介导的细胞毒作用等多种效应，是唯一能通过胎盘，发挥自然被动免疫的 Ig。

IgM：占 Ig 总量 5% ~ 10%，是分子量最大的 Ig，称巨球蛋白。中和毒素、调理、吞噬作用以及激活补体的能力较 IgG 强，是首次免疫应答中最早出现的抗体，据此可通过血液中 IgM 进行感染早期诊断。膜表面 IgM 是 B 细胞识别受体的主要类别，也是 B 细胞发育成熟的标志。

IgA：占血清 Ig 总量的 10% ~ 15%，主要分布于唾液、泪液中及呼吸、消化、生殖道黏膜表面，参与局部黏膜免疫。并存在于初乳中，有新生儿免疫效应。

IgD：B 细胞膜表面 IgD 是 B 细胞分化成熟的标志。正常人血清中其浓度很低，仅占血清 Ig 总量的 0.2%。

IgE：是正常人血清中含量最低的 Ig，IgE 为亲细胞抗体，可与肥大细胞、碱性粒细胞表面 IgE 的 FC 受体结合，促进这些细胞脱粒、释放生物活性介质，介导 I 型变态反应的发生，也与抗寄生虫免疫有关。

③补体：补体（C）是广泛存在于人体血清、组织液中经活化后、具有酶活性的蛋白质，包括 30 余种可溶性蛋白和膜结合蛋白，是一种具有精密调控机制的蛋白质反应系统，故称补体系统。补体系统由固有补体成分、补体受体、血浆及细胞膜补体调节蛋白等组成。补体在被激活前无生物学功能。多种微生物成分、抗原－抗体复合物以及其他外源性或内源性物质可循三条既独立又交叉的途径（经典激活途径、MBL 激活途径、旁路激活途径）而激活补体，其所形成的活化产物具有调理吞噬、溶解细胞、介导炎症、调节免疫应答和清除免疫复合物等生物学功能。补体不仅是机体固有免疫（非特异性免疫）的防御的重要部分，也是抗体发挥免疫应答的主要机制之一，并对免疫系统的功能具有调节作用。但补体的过度激活也能介导自身组织免疫损伤发生疾病。因此，体内存在严密而复杂的调节机制，控制补体的激活。

（2）主要组织相容性复合体：主要组织相容性复合体（MHC）是一个高度多态性的基因群，其编码产物称为 MHC 分子，几乎分布于机体所有有核细胞表面，它们决定机体的组织相容性。表达相同 MHC 分子的个体间可以彼此接受器官移植——相容。反之则彼此排斥移植物——不相容。机体内能引起强烈而迅速排斥反应的抗原称为主要组织相容性抗原，在人类则称白细胞抗原（HLA)。

人类 MHC 又称为 HLA 复合体，在人类第 6 对染色体断臂上，分为 A、B、C、D 位点。HLA–A–B–C 位点编码 Ⅰ 类抗原，HLA–D 位点则编码 Ⅱ 类分子。与 D 位点关系密切的有 DR、DQ、DP 位点。D 与 B 位点之间的区域编码 Ⅲ 类分子（补体）。现知 MHC 的主要功能是以其产物提呈抗原肽进行而激活 T 淋巴细胞。参与适应性免疫应答。HLA 表达异常则会发生某些疾病，如肿瘤、自身免疫疾病和对生殖方面的影响。

（3）细胞因子：细胞因子是由活化的免疫细胞，或非免疫细胞合成和分泌的具有生物活性的小分子多肽类因子。能介导调节免疫及炎症反应，是除免疫球蛋白和补体外的另一类非特异性免疫效应物质。它包括由淋巴细胞产生的淋巴因子，单核 – 巨噬细胞产生的单核因子，树突细胞、粒细胞、成束细胞等均可产生相应细胞因子。免疫细胞分泌的细胞因子可促进靶细胞增殖和分化、增强抗感染和细胞杀伤效应、促进炎症反应过程，还可以影响生殖、神经、内分泌、卵巢功能、子宫内膜、胚胎的着床、发育及胎盘等。在病理情况下，细胞因子也参与不孕、流产等的发生。反之，生殖系统的一些细胞成分及胚胎本身也可以调节免疫细胞合成、分泌细胞因子。细胞因子通过与靶细胞表达的受体结合发挥生物学效应。

按照其功能特点，细胞因子被分为 6 种类型。①白细胞介素（IL）可介导白细胞间相互作用的细胞因子。②干扰素（INF）是最早发现的细胞因子，因其具有干扰病毒的感染和复制的功能而得名。③肿瘤坏死因子（TNF）是可直接杀伤肿瘤细胞的细胞因子，在调节适应性免疫、杀伤靶细胞和诱导肿瘤凋亡等过程中发挥重要作用。④集落刺激因子（CSF）是能刺激多能造血干细胞和不同发育分化阶段的造血祖细胞增殖、分化的细胞因子。有粒细胞－巨噬细胞集落刺激因子，巨噬细胞集落刺激因子，粒细胞集落刺激因子，红细胞生成素，干细胞因子，血小板生成素等。⑤生长因子（GF）是有刺激细胞生长作用的细胞因子，主要参与组织的修复过程。包括表皮生长因子、成纤维细胞生长因子、血小板衍生物、转化生长因子、血管内皮生长因子、神经生长因子、胰岛素生长因子、干细胞生长因子等。⑥趋化因子（chemokine）除具有经典的白细胞趋化和激活作用外，还在机体多种生理病理过程中发挥作用。如对单核－巨噬细胞和T淋巴细胞的趋化，保证机体在防御病毒、细菌等感染及清除组织损伤产物时，有足够的单核－巨噬细胞集中到反应部位以吞噬杀伤和清除。

6种细胞因子，各有其功能特点，在非特异性免疫和特异性免疫中起重要作用。

（4）黏附分子：黏附分子（AM）是一类介导细胞与细胞、细胞与细胞外基质间黏附作用的分子。其主要以配体－受体相合的形式发挥作用。黏附因子的生物学功能：①参与免疫细胞的分化与识别过程；②参与胚胎期细胞的发育、受精卵的着床等生殖过程；③介导淋巴细胞的再循环，即归巢；④参与免疫应答与免疫调节；⑤参与炎症过程；⑥参与肿瘤的发生与发展；⑦通过介导炎症细胞、成纤维细胞向炎症灶的迁移，以及介导血小板的聚集、参与创伤的修复和凝血过程。

二、免疫应答

免疫应答是免疫系统的免疫细胞和免疫细胞受体对抗原的识

别、激活免疫细胞活化、增殖和分化产生效应细胞（如杀伤性 T 细胞）而发生免疫效应的整个过程，是由多细胞参与，如单核－巨噬细胞、粒细胞、NK 细胞和 NKT 细胞等完成的。

根据免疫应答识别的特点，获得形式及效应机制，可分非特异性免疫（固有免疫、天然免疫）和特异性免疫（适应性免疫、获得性免疫）。

1. 非特异性免疫是机体在长期种系发育和进化中，与病原微生物和其他生物性异物相互斗争而形成的一系列防御机制。这类免疫由机体组织的屏障、固有细胞、单核－吞噬细胞、树突细胞、粒细胞、NK 细胞、NKT 细胞和固有免疫分子如补体、备解素、干扰素、溶菌素、杀菌素等组成。可通过识别受体，从而产生非特异性免疫应答。

2. 特异性免疫是机体在后天生活过程中，接触抗原自动产生，或接受免疫物质被动获得的一种免疫力。这一类免疫包括细胞免疫和体液免疫。

（1）细胞免疫（亦称 T 细胞介导的免疫应答）是 T 淋巴细胞受到抗原刺激后分化、增生、转化为致敏淋巴细胞所发生的特异性免疫应答。这一类特异免疫效应的发生：①是通过致敏淋巴细胞（杀伤 T 细胞）的直接杀伤作用。不同的淋巴细胞在趋化因子的作用下，选择性移行到病灶部位清除细胞内感染的细胞和病毒，杀伤肿瘤细胞和变性的靶细胞发挥免疫效应。②是通过由免疫细胞或非免疫细胞合成分泌产生的多种细胞因子，如白介素、干扰素、生长因子、趋化因子等，与相关受体结合相互协同而发挥细胞免疫效应。

（2）体液免疫（亦称 B 细胞介导的免疫应答）是 B 淋巴细胞受到抗原刺激后分化、增殖为浆细胞，合成免疫球蛋白（抗体）所发生的特异免疫。其中 IgG、IgM、IgA 相互结合，发挥对抗原微生物（病毒、细菌）的中和毒素，并激活补体发挥杀菌、溶菌

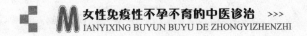

作用及通过 NK 细胞等发挥 ADCC 杀伤靶细胞及病原菌感染细胞等体液免疫效应。此外，IgE 等抗体可介导变态反应，造成损伤的病理性免疫应答。

三、免疫耐受

免疫耐受也称免疫负应答。机体在接受某种抗原刺激时，不能产生特异性免疫效应细胞或特异性抗体，表现为一种特异性无应答状态。

四、免疫调节

机体的免疫系统有着非常复杂、精细的调节机制。免疫细胞相互之间、免疫分子与免疫细胞之间、免疫分子与免疫分子之间等，各部分有相互依赖、相互制约、相互协调的正负免疫调节作用。免疫调节不仅是免疫系统自身的调节，同时免疫系统外的因素亦在调节中发挥作用。免疫系统和其他系统一样，在体内不是一个孤立、自主的系统，受到神经、内分泌系统的调控。同时免疫系统也调节着神经、内分泌系统。三者又构成了较为复杂的神经－内分泌－免疫调节网络。杨贵贞教授对此有精辟的论述：可以由下行通路和上行通路来研究他们三者的关系。

下行通路指由中枢神经系统、内分泌系统到免疫系统，又可以分为：①大脑皮层的免疫调控。它是神经系统的最高中枢，接受外界信息后，经神经传导至下丘脑和垂体，最终通过效应激素，作用于免疫系统。通过试验结果我们看出，大脑皮层对免疫系统的调控具有分区管理现象，左侧皮层担任正反馈免疫调节，右侧则为负反馈调节。②下丘脑－垂体－肾上腺(甲状腺、性腺……)轴。下丘脑是神经、内分泌系统的整合中枢，控制腺垂体分泌细胞活动，参与神经垂体激素的合成释放。下丘脑本身就能合成并释放多种神经内分泌激素与肽类，故将下丘脑、垂体称为神经内分泌系统，可直接影响免疫系统活动。③外周神经系统——免疫器官。胸腺、脾对免疫器官有交感神经及副交感神经分布，且可通过肾上腺能及胆碱能神经递质调节免疫功能。下行通路的效应是明确的，每一个环节皆可采用检测神经递质和效应激素的水平而证实。

上行通路则由免疫系统到神经、内分泌系统。免疫信息主要来自免疫细胞对抗原物质识别，而后引起的免疫应答过程。如动物受某一抗原刺激后，随抗体产生进程不同，中枢核团亦有相应的变化，免疫反应使垂体 β－内啡肽、去甲肾上腺素等亦有变化。由上、下行调节通路可清楚看出三者的密切关系。(《免疫中药学》)

上文简要地将复杂的神经－内分泌－免疫调节阐述得较为清楚。这3个系统相互之间和免疫系统自身各部分的调节，共同维持机体生理功能的平衡、稳定，避免或消除过度免疫应答引起的病理损伤。

五、免疫损伤

机体由非特异性免疫和特异性免疫结构功能构成了一个复杂而完善的防御系统，识别自我和排除非己，通过细胞免疫或体液免疫应答抵制外界入侵的病原体，消除体内的突变细胞，维持机体生理相对平衡和稳定，起到保护机体的作用。然而免疫反应过强或过低时，会使自身组织结构破坏，表现为有害的异常反应——免疫损伤。免疫反应过度和反应过低，均能引起组织物损害和疾病。

1. 变态反应是免疫反应过强的自身免疫性疾病,又称超敏反应和过敏反应,是机体与某种抗原物质初次接触后对其产生敏感状态。再次接触同样抗原刺激时,就与体内形成的特异性抗体发生免疫应答,引起一定程度的生理功能紊乱,或组织器官损伤。一般将变态反应分4个类型。

(1)Ⅰ型变态反应:属速发型,是临床最常见的变态反应。过敏原有花粉、尘螨、蜂毒、昆虫毒液、疫苗、真菌、动物羽毛以及牛奶、鱼、虾、蟹、各种抗生素和胰岛素等。由 IgE 抗体参与应答反应,发病较快。有局部反应和全身反应两类。局部反应如局部组织水肿、腺体分泌增加,或支气管平滑肌痉挛、哮喘、皮肤荨麻疹等。全身反应如抗血清、药物引起的过敏性休克,可迅速死亡。

(2)Ⅱ型变态反应:又称细胞溶解型或细胞毒型变态反应,由 IgG、IgM 类抗体与靶细胞表面的抗原结合后参与应答反应。引起的疾病有药物过敏导致的贫血、血小板减少紫癜、天疱疮等。

(3)Ⅲ型变态反应:或称免疫复合物变态反应,由抗体中 IgG、IgM 参与。引起本型的抗原种类繁多,有微生物、寄生虫、异体蛋白、药物、自体抗原及肿瘤抗原等。引起的疾病有药物导致的局部免疫复合物性脉管炎、血清病、链球菌感染后体内形成免疫复合物引起的肾炎等。

(4)Ⅳ型变态反应:该型反应缓慢,均于再次接触抗原24小时后出现,故称迟发型变态反应。是由致敏淋巴细胞与相关抗原(胞内寄生菌、某些病毒、真菌、寄生虫和某些化学物质)相结合而引起。引起的疾病有接触性皮炎、湿疹、肺结核空洞形成、干酪样坏死、麻风病人皮肤肉芽肿形成,以及结核菌素皮试引起的局部反应等。

2. 自身免疫性疾病是指机体活性细胞接受抗原刺激后产生免

疫反应过低，自身的免疫耐受被破坏，免疫调节功能紊乱，发生病理损伤和引起的多种自身免疫性疾病，相关的免疫性疾病在以后相关篇章论述。

（赵春梅）

参考文献

［1］金伯泉.医学免疫学 5 版.全国高等院校教材.北京：人民卫生出版社.

［2］李大金.生殖免疫学·免疫学基础.普通高等教育"十一五"国家级规范化教材.上海：复旦大学出版社，2008.

［3］罗丽兰.不孕不育·医学免疫学基础.北京：人民卫生出版社，1999.

［4］骆和生.免疫中药学.北京：中国协和医科大学，北京医科大学联合出版社，1999.

中医学与免疫

中医学对免疫的认识早在 2000 多年前《黄帝内经》就有记载，如《素问·遗篇·刺法论》"正气存内，邪不可干。"《素问·评热病论》"邪之所凑，其气必虚。"《灵枢·百病始生》"风雨寒热，不得虚，邪不能独伤人"等。"正气"相对"邪气"而言，意为机体免疫力，即抗病能力。"邪"，即外来风、雨、寒、热、邪毒，男子精毒和正邪相争，脏腑功能失调而生之病理变化和产物，如湿热、邪毒、瘀血、痰浊等。

免疫学是由抗传染病开始的，葛洪（284—364）在《肘后方》中记载了狂犬大脑救治狂犬病的方法。明代已经有采用人痘接种法——"鼻苗法"预防天花,这是世界上最早使用的人工免疫的治疗方法。《伤寒杂病论》可以说是一部古代临床免疫学,自始至终都体现了正气与邪气的斗争。《温病学》《瘟疫论》等亦然。明确提出"免疫"一词(为免除疫病之意)见于清代《免疫类方》一书。在生殖免疫方面,古代一些妇科著作中关于不孕,闭经,带下病,滑胎等病的治疗方药,如六味地黄丸、知柏地黄丸、龙胆泻肝汤、血府逐瘀汤、毓麟珠、泰山磐石散等。现代研究表明其均有提高免疫功能,调节免疫作用和生殖内分泌调节作用。

现代免疫学虽然尚未形成正规的中医免疫学,但免疫学对中医药已有很广泛的影响,对中医药与免疫的研究,已从基础理论延伸到中药学,方剂学以及临床等方面。本篇仅就中医基础理论与免疫作一概述,至于药物、方剂与临床方面,在后面相关篇章论述。

本篇中医基础理论与免疫是以五脏主要生理功能和病理变化来论述其与免疫的相关联系。

一、心与免疫

心的主要生理功能:主血脉、主神志。

1. 心主血脉   血液在脉中运行赖于心气、心阳的推动,温煦,才能正常流动、通达全身,发挥其濡养各脏腑组织的作用。《素问·五脏生成》云:"诸血者,皆属于心"。

2. 心主神志   亦为心主神明,心藏神。神有广义、狭义之分,广义之神是指人体生命活动表现。狭义之神是指人的精神、意识、思维、情志活动。故称心为"君主之官""五脏六腑之大主"。血是心神活动的物质,血脉流通保证了心的功能正常。如果面色红润,目光有神,意识思维活跃,精神充沛,自然会免疫功能正常。否则心气不足、血脉瘀阻，免疫功能下降、失调，神经、内分泌、免疫系统的调节亦会受到影响。《素问·移精变气论》云："得神则昌、失神则亡"。

临床观察冠心病、神经官能症心气虚患者，可见到反映 T 淋巴细胞数目的 E- 花环形成率或脂酶阳性细胞明显低于正常组，PHA（植物血凝素）诱导的淋巴细胞转化率明显低于正常组，而免疫球蛋白 IgG、IgM、IgA 含量与对照组无明显差异。说明心气虚证主要表现为细胞免疫功能明显低下，而体液免疫无明显变化。

人的意识、思维和情志活动属于大脑的生理功能，是大脑对外界事物的反应。但中医藏象学说则将此主要归属于心的生理功能，以心为脑之代称。《灵枢·本神》云："所以任物者谓之心"。故心包括了大脑的功能，涉及神经系统、心血管系统、内分泌系统、生殖系统。因此脑不仅是神经系统和内分泌系统的高级中枢，也是精神思维、情志活动和机体免疫调控中心，是神经 - 内分泌 - 免疫系统调节网络的重要环节。

《素问·评热病论》云："胞脉者属于心而络于胞中，今气上迫肺，心气不能下通，故月事不来也。"胞宫属肾，心气心血上通于脑，下通于肾、胞宫。肾主骨髓、脑为髓海，又主免疫。此正是与神经 - 生殖内分泌 - 免疫系统调节网络相印证。

二、肺与免疫

肺的主要生理功能：主气，司呼吸，外合皮毛，开窍于鼻。

1. 主气，即主一身之气和呼吸之气　气是人体赖于维持生命活动的最基本的功能，其中卫气是人体抗御外邪的第一道防线。《灵枢·本脏》云："卫气者，所以温分肉，充皮肤，肥腠理，司开阖者也"。

2. 司呼吸外合皮毛，开窍于鼻　肺与免疫系统密切相关。肺是人体内外气体交换的场所，通过肺的呼吸，吸入自然界之清气，呼出体内浊气，经过不断的吸清呼浊，吐故纳新，保证了人体新陈代谢，维持人体生命活动。皮毛包括皮肤、汗腺、毫毛等组织，是一身之表，赖卫气和津液的温养，成为抵抗外邪入侵的屏障。"鼻为肺之窍"是呼吸之门户，由肺所主。呼吸道黏膜及皮肤组织存在着完备的免疫机制。肺的生理功能正常，卫气之卫外功能正常，皮肤、腠理致密，鼻窍通利，抗御外邪能力（免疫力）则强，病无从生。若肺气虚，其生理功能则减弱，免疫力下降，卫外不固，容易感冒，自汗出，甚出现呼吸系统和皮肤之变态反应等疾病。《温热论》有云："温邪上侵，首先犯肺。"临床常见免疫功能低下容易感冒者，用具有调节、增强免疫功能的玉屏风散、补中益气汤治疗效果理想。再则一些自身免疫疾病属于气虚者，在相应的益气养血方中加入防风、桂枝等以扶正祛邪，常获佳效。

有报道对 29 列肺气虚患者分别进行了 E- 花环形成试验，淋巴细胞转化率试验以及免疫球蛋白 IgG、IgM 的测定。实验结果：肺气虚证组淋巴细胞转化率及 IgG、IgM 明显低于正常对照组。也有研究肺气虚证局部自主神经功能紊乱较明显，自主神经对肺泡巨噬细胞调节作用相对减弱。

三、肝与免疫

肝的主要生理功能：主疏泄，藏血，喜条达而恶抑郁，体阴而用阳，称"将军之官"。

1. 肝主疏泄　是指肝具有维持气机疏通畅达，通而不滞，散而不郁的作用，又与免疫密切相关。疏泄使气机调畅，经脉通利，气血和调，脏腑组织功能活动正常。疏泄又有调节精神、意志、情绪活动的功能。正常的情志活动，依赖于气机的调畅。肝的疏泄功能正常，则气机调畅，气血调和，人就能较好地协调自身的精神活动，表现精神愉快，心情舒畅，思维敏捷。反之，肝失疏泄，气机郁滞不畅而抑郁寡欢，多愁善感，甚至烦躁易怒，面红目赤，头眩头痛，睡不安神，噩梦频多等。此为自主神经功能紊乱，副交感神经功能亢进表现，属免疫功能失调。

赵益业设立肝郁证动物模型，选用溶血素，自身淋巴细胞转化率、白细胞介素2为指标，检测动物的免疫功能。结果提示肝郁证模型表现免疫力低下。而疏肝解郁方剂逍遥散对此有一定的改善作用。借助心理、神经、免疫学的理论分析认为免疫异常，免疫力低下是肝郁证的重要发病环节，是神经-内分泌-免疫网络失调的结果。

疏泄能促进脾胃的运化功能以化生气血，供机体脏腑、组织功能活动的需要。疏泄可维持气血的运行，"气为血帅"气行则血行，气滞则血瘀。气机调畅则血之运行得以维持正常。否则气滞血瘀多可出现免疫失调。

疏泄能调节生殖功能，冲主血海，任主胞胎，冲任二脉，隶属于肝，肝之疏泄，既调理气血，又可调理冲任二脉的生理功能，肝之疏泄正常，则任脉通利，太冲脉盛，月经应时而下，带下分泌正常，而能孕育。反之生殖内分泌功能失调，经、带异常而难以孕育，甚至会形成免疫性不孕不育。

2. 肝藏血　是肝有贮藏血液、调节血量功能。其藏血对肝本身和整个机体均有重要作用。肝藏血和主疏泄二者相辅相成。肝血得藏，肝体得以濡养，疏泄才能正常。疏泄正常，肝血才能正常贮藏和调节。否则疏泄、藏血失常。则会发生相应的疾病。

子宫内膜异位症的发病，多由于肝气郁结，气滞血瘀，结于腹中，发为癥瘕、痛经以及免疫性不孕不育。子宫内膜异位症是一种自身免疫性疾病。由于异位的子宫内膜组织诱导自身免疫反应而导致免疫功能失调，存在细胞免疫和体液免疫异常。

（1）细胞免疫功能：子宫内膜异位症患者存在多种免疫细胞功能异常，有人对子宫内膜异位症患者的T细胞亚群进行检测，结果显示内膜异位患者T3、T4、T4/T8明显下降，研究表明子宫内膜异位症患者细胞免疫功能低下是其发病的因素之一。也有研究发现子宫内膜异位症患者外周血液及腹腔液中自然杀伤细胞活性低于正常。

（2）体液免疫功能：有研究发现子宫内膜异位症患者体液免疫指标异常增高，外围血IgA、C3、C4含量明显高于正常，因而产生抗子宫内膜抗体（EmAb)及抗磷脂抗体（APA）。也有人研究发现子宫内膜异位症患者血清中的细胞因子IL-6、IL-8、TNF-a均高于对照组。异常增高的IL-6可刺激B淋巴细胞分化，进一步引起体液免疫调节紊乱。

再则临床肝经或肝脾湿热下注之念珠菌性阴道炎，即与女性生殖道的黏膜免疫有关。郑怀美主编的《现代妇科学》载：念珠菌形态发生方面受局部免疫影响，巨噬细胞产生的PGE2可刺激真菌形成孢管，α干扰素则抑制其形成。当局部的PGE2的免疫抑制占优势时,念珠菌就发芽生长。反之,免疫激活,局部干扰素增高,则念珠菌孢管消失。与之辨证相应的治疗方龙胆泻肝汤，现代研究即具有抗炎、抑菌、抗过敏，增强和调整机体免疫功能作用。

四、脾与免疫

脾的主要生理功能：主运化，统血，主升清气。以主运化与免疫密切相关。

脾主运化，为气血生化之源，人出生后各脏腑、组织器官皆依赖脾生化的水谷精微以濡养，这对于整个人体生命活动至关重要，故称脾为"后天之本"。这一理论在养生防病方面具有重要的指导意义。脾气健运，气血充沛，则抗病之"正气"（免疫力）强盛，能抵御内、外病邪侵袭。如《金匮要略》所言："四季脾旺不受邪"。反之，脾气虚弱，运化不健，气血生化不及，则抗病之"正气"不足，内、外之病邪容易趁虚侵袭而生疾病。脾气是人体"正气"的重要部分，脾气之盛衰，决定"正气"之强弱。如《脾胃论》云："百病皆由脾胃衰而生也。"

现代解剖学的脾是外周免疫器官，是成熟 T 细胞和 B 细胞定居、执行免疫应答功能的场所。

中医学之脾主要是论述脾的生理功能和病理方面的联系，涉及现代医学的消化、内分泌、神经、血液以及免疫等系统。脾虚证虽然是以消化功能失调为主，脾气不足同时也影响到血液的生成和循环，神经 – 内分泌 – 免疫系统的调节。

有报道驴和大白鼠脾虚模型血清的 IgG 含量明显下降；大黄脾虚小鼠的溶血空斑形成细胞数及溶血素水平明显低于正常对照组。提示脾虚动物的抗体生成能力下降，体液免疫功能低下。对 61 例不同病种的脾虚证患者进行植物血凝素（PHA），淋巴细胞转换试验，T 淋巴细胞非特异性酯酶（ANAE）标记法，活性 E- 花环形成试验等测定，发现这些指标明显低于正常。也有人对于各种脾虚动物模型 T 淋巴细胞亚群的测定，以及植物血凝素（PHA）诱导的淋巴细胞增殖等测定，结果提示辅助性的 T 细胞（TH）减少，抑制性 T 细胞（TS）增加和功能亢进。

五、肾与免疫

肾的主要生理功能：藏精，主生殖，主骨、生髓、通脑，为人体脏腑阴阳之本，生命之源，故称为"先天之本"。与免疫密切相关。

1. **肾藏精、主生殖** 先天之精禀受于父母的生殖之精，与生俱来，是构成胚胎的原始生命物质。《素问·金匮真言论》云："夫精者，生之本也。"故称肾为"先天之本"。后天之精，来源于水谷。由脾胃所化生，转输于五脏六腑，供人体生理功能活动之需，剩余部分藏于肾。先、后天之精相互依存，相互为用。

肾所藏之精能化气，称精气、元气，是人体最基本、最重要之气，是生命活动的原动力。有促进机体生长、发育、生殖的生理功能。如《素问·上古天真论》所言："女子七岁，肾气盛，齿更发长；二七而天癸至，任脉通，太冲脉盛，月事以时下，故有子；三七肾气平均，故真牙生而发长极……六七三阳脉衰于上，面始焦，发始白；七七，任脉虚，太冲脉衰少，天癸竭，地道不通，故形坏而无子也。"

肾又为元气之本，元气是"正气"的重要组成部分。元气可以理解为人体天然细胞非特异性免疫。元气不虚，则免疫功能正常，即能抗御病邪和对机体损伤的修复。反之，则免疫功能不足，不能抗御病邪而生疾病。

2. **肾主骨、生髓、通脑** 骨的生长发育，骨髓充盈，有赖肾中精气充养。《素问·阴阳应象大论》云："肾生髓"。骨髓（脊髓）上聚于脑，故称脑为"髓海"，精明之府。骨髓是中枢免疫器官，为干细胞和 B 细胞发育成熟的场所。骨髓上通于脑，下属于肾，与现代生殖免疫学之中枢神经、垂体、卵巢和其他外周内分泌（性腺、肾上腺和甲状腺）腺密切相关。形成神经 - 生殖内分泌 - 免疫系统之间一个完整的信息传导与协调的立体网络。其上行通路：免疫系统 - 中枢神经系统 - 内分泌系统；下行通路：中枢神经系统 - 内分泌系统 - 免疫系统。肾虚证有不同程度的神经 - 内分泌 - 免疫系统调节功能失调或紊乱。肾虚证的细胞免疫和体液免疫均有不同程度的低下。

（1）细胞免疫方面：李杰芬氏谓：临床上根据多病种肾虚证的检测结果，患者多项细胞免疫指标（包括淋巴细胞转化率，ANAE 阳性细胞数，E- 花环形成率，NK 细胞活性，CONA 诱导的抑制性 T 细胞活性，IL-2 活性，胸腺素活性以及红细胞免疫黏附活性等）均明显低于正常，而且一般是肾阳虚证比肾阴虚证更低，表明肾虚患者细胞免疫功能普遍低下。动物实验亦表明肾虚有上述多项细胞免疫指标低下。

（2）体液免疫方面：有人对尿毒症肾虚患者血清免疫球蛋白测定，结果肾阳虚者 IgG 有所升高但不显著。补体方面，多数人认为肾虚证者血清 C3 含量、CH50 的活性低于正常人。测定多种肾虚证动物模型鼠的体液免疫功能，结果是比较一致的，都有血清溶血素水平降低，或溶血空斑细胞数减少，反映肾虚鼠产生抗体能力下降。

六、胞宫与免疫

胞宫亦称为女子胞，现代中医学则认为胞宫是女性特有的内生殖器官的概称，包括解剖学的子宫、输卵管和卵巢。胞宫的功能涵盖内生殖器的功能。非经期，妊娠期，卵巢分泌激素，孕育胎儿其似脏，表现为"藏精气而不泻"；行经期、排卵期、分娩时排除恶露其又似腑，表现为"传化物而不藏"。其亦脏亦腑，非脏非腑，故中医学称之为"奇恒之腑"。

胞宫受肾、天癸主宰，通脑。由心、肝、冲任主司以行其功能，形成脑－肾－天癸－冲任－胞宫生殖轴。与现代医学之下丘脑－垂体－卵巢（甲状腺、肾上腺）性腺轴基本相对应。下丘脑与垂体构成神经、内分泌的中枢环节，不仅促进垂体激素产生，也促进卵巢等性腺激素的分泌，而且还影响免疫系统。而免疫系统的活动同样影响神经和生殖内分泌活动。

生殖道黏膜、宫颈、子宫、卵巢、输卵管均存在完备的免疫机制，有抗原刺激与相应受体结合而产生免疫应答。平时、月经期和排卵、受孕、妊娠及流产等过程，不仅受神经－生殖内分泌激素的影响和调节，亦受生殖免疫包括母胎免疫影响和调节。如反复自然流产多与封闭抗体缺乏、心磷脂抗体阳性等免疫因素密切相关。

如前所述，子宫内膜异位症即存在多种细胞免疫和液体免疫异常，产生自身免疫抗体如 EmAb 和 ACA 等，影响着子宫的生殖功能。如干扰排卵，影响着床、胚胎发育。亦可损伤血小板，影响血栓调节因子等而致胎盘供血不良，血栓形成，导致胎盘梗塞而流产。

自身免疫（AsAb）抗精子抗体不仅存在血清中，也存在于子宫颈，能产生对精子的凝聚反应和制动，使精子不能穿过宫颈黏液而导致不孕。因子宫颈黏膜会产生免疫球蛋白的淋巴样细胞，宫颈黏液内含有 IgG、IgA 和 IgM。故子宫颈及女性生殖道感染对精子具有局部免疫作用。赵晶石等人研究显示："盆腔炎和宫颈炎组 AsAb 阳性检出率分别为 76.6%、71.5%。阴道炎组的 AsAb 阳性检出率 15.5%，明显高于正常对照组 7.7%。说明有生殖道炎症的存在，提示有免疫性不孕的可能性。"

卵巢属于胞宫部分，自身免疫性卵巢炎的患者，卵巢组织作为抗原而引起自身免疫反应，使机体体液免疫和细胞免疫反应过强而产生抗卵巢抗体（AoAb），可多方面的影响卵巢功能，使下丘脑－垂体－卵巢轴功能紊乱而致卵巢早衰、不孕等。有人体外研究实验发现在 AoAb 作用下小鼠卵巢多种组织成分均发生不同程度的病理变化，尤为明显是透明带和颗粒细胞，并随 AoAb 的增加而损伤加重。也有人对 80 例行体外受精－胚胎移植治疗的患者进行研究，发现 AoAb 阳性者其周期的胚胎种植率、取卵率及临床妊娠率均低于阴性的周期者。显示 AoAb 与相应抗原结合诱发卵巢自身免疫反应引起卵巢细胞损害，从而导致 IVF-ET 成功率降低。

（冯宗文）

参考文献

［1］廖家桢, 等 . 心气虚证的中西医结合研究 . 中药药理与临床研究进展（第四册）. 军事医学出版社，1996.

［2］广西中医学院中医理论研究室 . 肺气虚的实验研究 . 广西中医药，1981（6）：43.

［3］赵益业, 刘承才 . 肝郁证的免疫学探讨 . 山东中医药大学学报，1997, 01.

［4］李健, 吴爱华 . 子宫内膜异位症患者细胞免疫功能测定 . 中国实用妇科与产科杂志，1997, 31（6）：347-348.

［5］令狐华, 徐小蓉, 卞度宏 . 子宫内膜异位症患者外周血及腹腔液中自然杀伤细胞活性测定，中华妇产科杂志，1996, 31（10）：386-389.

［6］朱关玲, 张绍芬, 李大金, 等 . 子宫内膜异位症患者的免疫功能变化 . 上海免疫杂志 .1996, 16（3）：155-158.

［7］程凯灵, 令狐华 . 子宫内膜异位症患者血清细胞因子水平测定 . 中华医学检验杂志，1998（17）：59-60.

［8］郑怀美 . 现代妇科学 . 上海医科大学出版社，1998：401.

［9］许长照, 等 . 脾虚证免疫状态研究—61 例分析 . 南京中医学院学报，1984（4）：38.

［10］葛振华, 等 . 胃炎脾虚和脾虚症小鼠外周血中 T 细胞亚群的比较研究 . 福建中医学院学报，1993（2）：104.

［11］李杰芬 . 中医基础理论与免疫，骆和生 免疫中药学、北京医科大学，

中国协和医科大学联合出版社，1999，4.

[12] 赵晶石，高航云，徐俊，等.抗精子抗体免疫治疗对输卵管性不孕症的治疗的意义.中国误诊学杂志 [J]，2002（4）：502–503.

[13] 林建华，严鸿，林其德，等.抗卵巢抗体对卵巢组织以其功能影响的实验研究.中华妇产科杂志 [J]，1998，33（1）：20–22.

[14] 马殁，孔北华，邓晓惠，等.抗卵巢抗体对体外受精 – 胚胎移植过程及结局的影响.现代妇产科进展，2004，13（6）：453–455.

生殖免疫与不孕不育

　　免疫学是由抗传染免疫开始的。随后发展迅速，远远超过抗传染免疫范围，并且广泛渗透到医学生物学、基础医学、应用基础、临床免疫学等方面。生殖免疫学是临床免疫学的分支之一，包括有神经 – 生殖内分泌 – 免疫调节、母 – 胎免疫调节及生育免疫调节、生殖道黏膜免疫、生殖肿瘤免疫以及生殖系统的免疫治疗和生殖免疫的诊断技术等方面。

　　免疫性不孕、不育是生殖免疫学的重要部分，较广地涉及上述方方面面。由生殖系统抗原的自身免疫或同种免疫引起的不孕不育称免疫性不孕不育症。占不孕不育的 10% ~ 20%。近代生殖免疫学的研究认为，人类性腺产生的生殖细胞及其分泌的激素如精子、卵子、受精卵、性激素、促性腺激素及精浆等，都具有抗原作用，如免疫反应异常，就会成为不孕不育的原因之一。以往的不明原因不孕症中，有 40% ~ 50% 是免疫因素引起的。与女性不孕不育有关的免疫因素主要有抗精子抗体、抗子宫内膜抗体、抗心磷脂抗体、抗甲状腺抗体、抗透明带抗体、抗卵巢抗体、封闭抗体、血型抗体及细胞免疫调节异常等。

本篇仅对上述数种抗体所引起女性不孕不育的发病机制进行概述之。此外,抗核抗体(ANA)阳性和免疫反应过强的变态反应,可损伤母胎界面,引起免疫功能紊乱而导致女性不育。

一、抗精子抗体与女性不孕不育

抗精子抗体(AsAb)增高引起的不孕不育是免疫性不孕不育中最多见的一种。女性 AsAb 的产生,主要与免疫反应的个体差异、丈夫精液中缺乏免疫抑制因子、生殖道感染及在生殖道黏膜损伤的情况下性生活有关。在生殖道黏膜损伤(经期、子宫出血、子宫内膜炎)的情况下发生性行为,可使精子抗原通过女性生殖道损伤的黏膜上皮屏障进入上皮下的 B 淋巴细胞产生 AsAb。梁国珍在《中西医妇科新理论新技术·免疫性不孕的诊断和中西医治疗》中谓:生殖道分泌物中的 AsAb 可以从血清渗出,又可由生殖道局部产生。因为从阴道到输卵管的黏膜均有浆细胞存在,并能产生 IgA,而且血循环的 AsAb 又可进一步提高生殖道局部的抗体效价,最终由生殖道局部的 AsAb 而影响妊娠。AsAb 既可同时存在血清和生殖道中,又可单独存在于血清或生殖道。有学者在监测 150 例不孕妇女宫颈黏液和血清的 AsAb 时发现,宫颈黏液 AsAb 阳性者 58 例,血清 AsAb 阳性 30 例。其中两者重叠阳性20 例,总阳性率为 38.7%,重叠阳性率为 13.3%。血清中主要是 IgG、IgM 类 AsAb;精浆及宫颈黏液中主要是 IgA、IgG 类 AsAb,但精子表面抗原的 IgA 类抗体的影响最大,可引起生育力低或不孕。

生殖道感染也是产生 AsAb 的原因之一,这可能是由于感染使生殖道局部的非特异性免疫反应增强所引起。有报道阴道分泌物解脲脲原体培养阳性的 22 人之中，血清 AsAb 呈阳性反应的占 40.91%，比正常对照组有显著差异。有报道对 31 对不孕夫妇进行血清 AsAb 检测，同时也进行了 HLA 分型。结果发现血清 AsAb 与 HLA-B39 同时出现率为 66.6%，显著高于 AsAb 阴性者（13.6%）。说明 AsAb 与 HLA-B39 之间存在相关关系。HLA 参与体内免疫调节的功能，可能在 AsAb 的产生中有一定作用。

根据现代研究，AsAb 引起女性不孕不育的机制可概括为以下 4 项。

1. 影响精子运行　AsAb 可引起精凝集，降低精子的活动能力。IgA 类 AsAb 能使精子呈现"震颤现象"，从而抑制精子穿透宫颈黏液。IgG、IgM 类 AsAb 在补体的协同下使精子制动或死亡。免疫球蛋白的分泌及免疫反应既存在于阴道和宫颈，又能发生在输卵管，可阻止精子在生殖道的运行而致不孕。

2. 阻碍精子获能及顶体反应　AsAb 能影响精子的顶体膜和浆膜上膜颗粒的活动，从而阻碍精子获能，同时还能封闭顶体反应的位点，从而抑制或减少顶体反应。

3. 影响精子穿透透明带及精卵结合　AsAb 妨碍精子与透明带及卵细胞膜的相互识别和结合，并使透明带的结构稳定化以抵抗精子顶体酶的消化作用，阻止精子穿透透明带而造成不孕。

4. 对局部免疫的影响　有生殖道感染时，AsAb 能增强生殖道局部巨噬细胞对精子的吞噬作用，从而减少进入宫颈的精子数目。

上述 4 项均为 AsAb 引起不孕的机制。AsAb 也会引起流产。其机制：AsAb 能和受精卵上的精子特异性抗原结合，在补体的作用下，可引起受精卵溶解；AsAb 使输卵管内的受精卵沉积；AsAb 活化巨噬细胞对胚胎产生毒性作用；直接损伤滋养层等均可导致早期流产和反复流产。

AsAb 是引起免疫性不孕重要因素，然而也非绝对。临床上也见到少数 AsAb 升高者治疗后有所下降，但滴度仍然在 350U/ml 以上或未经治疗而受孕至正常孕周分娩者。NakaGawa 等观察到精子抗体阳性患者的着床率非但不下降，反而有所上升，尤其在年龄较大的生育期妇女更是如此。因此，抗精子的体液及细胞免疫可能增强子宫内膜对孕卵及囊胚的可接受性，值得研究。

二、抗子宫内膜抗体与女性不孕不育

抗子宫内膜抗体（EmAb）是一种自身免疫抗体，其产生与子宫内膜异位症密切相关。月经期子宫内膜组织被免疫系统作为外来异物识别，刺激体内大量巨噬细胞对其吞噬并清除。内膜组织被吞噬后与抗原结合，发生抗原抗体反应，产生抗子宫内膜抗体。罗丽兰主编的《不孕与不育·免疫与子宫内膜异位症不孕》中提出："异位的子宫内膜组织能异常地表达 HLAII 类抗原，因而能向 TH 细胞提呈抗原，诱导机体产生子宫内膜抗体。"有学者对子宫内膜异位症患者免疫功能进行检测和研究，表明其细胞免疫低下，体液免疫指标异常增高，因而产生抗子宫内膜抗体。自身抗体与相应抗原结合沉积于子宫内膜异位病灶中，激活补体，通过一系列的免疫反应，导致较广泛的细胞免疫、体液免疫异常。由于抗子宫内膜抗体引起免疫功能失调和对子宫内膜的病理损害，干扰了生殖过程的各个环节，使子宫内膜分泌不良，不利于孕卵着床和胚胎发育以致不孕或反复自然流产。

三、抗心磷脂抗体与女性不孕不育

抗磷脂抗体（APA）是一种与自身免疫疾病、感染和某些药物有关的抗体。抗磷脂抗体分为狼疮抗凝物（LAC）和抗心磷脂抗体（ACA）两大类。在不孕症和反复自然流产中检测的磷脂抗体为特异性更强、更敏感的抗心磷脂抗体（ACA）。ACA的免疫学分型有IgG、IgM和IgA三种类型，其中以IgG类ACA最具临床意义。

抗心磷脂抗体（ACA）是一种以血小板和内皮细胞膜上带负电荷的心磷脂作为靶抗原的自身抗体。该抗体是导致反复自然流产和不孕的重要因素。然而引起反复自然流产的机制尚不很清楚，目前多数学者认为可能如下。

1. ACA可与内皮细胞、血小板膜上一种或多种带负电荷的磷脂发生反应，引起血小板凝聚。

2. 在正常情况下，带有负电荷的心磷脂Cardiolipin，1，3-双磷脂酰甘油（以心肌、子宫居多）位于细胞膜脂质双层的内层，不被免疫系统识别。在病理（免疫失调、炎症等）状态时，一旦暴露，心磷脂抗原就刺激机体产生一种自身免疫抗体，即ACA，它是强烈的凝血活性物质，可直接造成血管内皮损伤。

3. ACA与血管内皮磷脂部位相结合，损伤血管内皮，使前列环素合成减少，前列环素与血栓素A2比例失调。

4. ACA还可引起胎盘血管炎。

上述机制均可引起胎盘血管内血栓形成，导致胎盘梗死，影响胎盘供血供氧而导致胎儿死亡、流产。我们多年来通过辨证和用补肾活血化瘀、益气活血化瘀等方法治疗多例ACA阳性自然流产取得满意的效果。可以验证ACA可导致自然反复流产存在子宫、胎盘血管病变及胎盘血栓形成的病理机制。

抗心磷脂抗体，不仅导致反复流产。还可干扰卵子形成和排卵，并可使子宫内膜分泌不足而影响受精及受精卵着床引起不孕。有研究发现ACA还能作用于滋养层细胞表面依赖性抗原，影响绒毛黏附、分化及细胞滋养层浸润，使合体滋养层形成不足，导致子宫对胚胎接受性降低，影响受精卵着床，引起不孕。有学者在 24 例不孕妇女中，检测出 ACA IgG 的阳性 9 例，阳性率37.5%，与对照组 50 例，阳性 8 例，阳性率 16.00%，两组比较有显著性差异，由此认为 ACA 可与卵巢表面的磷脂相结合，从而干扰卵子形成和卵子排出，引发不孕。我们曾统计 40 例不孕症患者，其中检查出 ACA 阳性者 16 例，受孕数 40%，与有关报道基本相符合。

临床中有因 ACA 阳性之不孕症，经治后 ACA 转阴而妊娠者也多，而且大多数能至正常孕月分娩，已总结撰文发表（见方剂篇）。

四、抗卵巢抗体与女性不孕不育

生殖免疫学将患者卵巢组织作为抗原而引起的自身免疫反应定义为自身免疫性卵巢炎（AO）。临床表现为患者年龄小于 40 岁而闭经，血 FSH、LH 升高，E_2 降低，月经紊乱，继发闭经、不孕不育等。《不孕与不育·卵巢自身免疫与不孕》谓：自身免疫性卵巢炎引起的自身免疫性反应，表现为机体体液免疫和细胞免疫反应过强。外周血测得抗卵巢抗体（AOA）滴度增高，包括抗透明带抗体、抗颗粒细胞抗体等；活性 T 淋巴细胞百分比增高，卵巢内生长、成熟卵泡和黄体数减少，闭锁卵泡增多；生长卵泡、内膜层和颗粒细胞层大量淋巴细胞浸润，其中 T 淋巴细胞、B 淋巴细胞、巨噬细胞和自然杀伤细胞（NK）为主，T 淋巴细胞中 OKT4/OKT8 比值增高，尤其是辅助性 T 淋巴细胞占优势，增加了 B 淋巴细胞的辅助作用，增加免疫球蛋白的分泌，导致体液免疫过程，产生抗卵巢抗体（AOA）。

自身免疫性卵巢炎对生殖的影响　其产生的抗卵巢抗体可多方面影响卵巢功能。

1. 包裹卵细胞，影响其排出或阻止精子穿入。

2. 抗透明带抗体在补体作用下直接产生细胞毒作用，破坏透明带，从而破坏卵细胞，还能干扰孕卵破壳而妨碍着床。

3. 抗内膜细胞、颗粒细胞抗体导致内分泌功能异常，FSH 受体、LH 受体以及受体 – 激素复合物均可作为抗原而与抗卵巢抗体形成复合物，影响卵巢内分泌功能，使卵巢性激素分泌异常。

4. T 淋巴细胞可分泌 LHRH、LH 因子，因此 T 淋巴细胞的浸润导致卵巢局部类促性腺样物质增多，下丘脑 – 垂体 – 卵巢轴功能紊乱，也可间接影响卵泡的生长、发育。

上述种种能导致不孕与流产、卵巢早衰。

五、抗透明带抗体与女性不孕不育

透明带（ZP）是围绕哺乳动物卵细胞外的一层细胞外结构，精子与卵子接触前首先必须与透明带结合并穿透之。透明带抗原能刺激机体发生免疫应答，产生透明带抗体。不孕不育妇女血清中可发现抗透明带抗体（AZPAb）。

抗透明带抗体影响生育的机制：①封闭透明带上的精子受体，阻止精子与透明带结合。②使透明带变硬，即使卵细胞受精，也因透明带不能自孕卵表面脱落而干扰着床。

上述 2 种机制均可造成不孕，透明带抗体不仅是不孕症的重要因素之一，也是引起反复自然流产的原因之一。由于 AZPAb 对含 ZP 的孕卵的直接损伤作用，使孕卵即使着床，也不能正常发育以致流产。

六、抗甲状腺抗体与女性不孕不育

抗甲状腺自身抗体（ATAb）系由甲状腺器官免疫异常所诱发。

抗甲状腺自身抗体包括抗甲状腺免疫球蛋白抗体（TG-Ab）和抗甲状腺过氧化酶抗体（TPO-Ab）。TG-Ab 和 TPO-Ab 中之一阳性或两者均为阳性，即使不伴甲状腺功能、激素水平明显异常，也可能会引起反复自然流产和不孕。尚氏谓：有研究表明 RSA 患者的 ATAb 阳性的发生率与正常妇女有一定差异，流产组 ATAb 患者阳性率 22.6%，明显高于对照组的 8.0%（P<0.01）；流产组 TPO-Ab 阳性率 20.6%，明显高于正常对照组的 6.0%；流产组 TG-Ab 阳性率 15.7%，高于正常对照组的 4.0%，均有统计学差异。

抗甲状腺自身抗体产生和致病机理：

研究发现，该病患者存在抑制性 T 淋巴细胞功能缺陷，抑或由于辅助 T 淋巴细胞突变而成一种能与甲状腺细胞膜抗原反应的 T 淋巴细胞株，辅助 T 淋巴细胞和 B 细胞共同作用而导致抗甲状腺抗体的产生而引起组织的破坏，导致形态和功能失调而致病。4%～5% 患者虽然存在血清抗甲状腺抗体，但甲状腺功能仍为正常。50% 血清抗体明显升高者出现甲状腺功能低下（甲低）征象。另有 45% 患者虽可出现甲低而无明显临床症状，极少数发展为甲状腺功能亢进。

甲状腺自身抗体（ATAb）阳性若合并甲状腺功能低下，则往往伴有无排卵、月经失调甚至闭经和不孕。ATAb 阳性伴发甲低越重，患闭经、无排卵、不孕、流产的影响越大。

七、封闭抗体与女性不育（流产）

封闭抗体缺乏是反复自然流产的重要原因。多数学者认为正常孕妇血清中存在抗配偶淋巴细胞的特异性 IgG 抗体——封闭抗体（BA），可抑制混合淋巴细胞反应，封闭母体淋巴细胞对滋养层的细胞毒作用，以阻止母亲免疫系统对胚胎的攻击。1976年 Rocklin 首次提出血清中封闭抗体缺乏与复发性流产有联系。其经过多年研究，确认此种 BA 存在于正常孕产妇的血清中，从妊娠初期开始产生，至妊娠期前 3 个月水平最高，以后逐渐下降，分娩时又增高。正常孕妇血清中 BA 均为阳性，有正常分娩史者 77%BA 为阳性，而 RSA 患者 88% 为阴性。

封闭抗体（BA）是人类白细胞抗原（HLA）、滋养层及淋巴细胞交叉反应抗原（TLX）等刺激母体免疫系统所产生的一类 IgG 型抗体。余江等报道，妊娠妇女血清存在 5 种不同的 BA：①抗温 B 细胞抗体（抗 HLA-DR）抗体；②抗 TLX 抗体；③抗 FC（即抗体 FC 段）受体抗体，为封闭丈夫 B 细胞上 FC 受体的一种非细胞毒性抗体，与 HLA 系统无关；④抗基因抗体（对母体辅助 T 细胞表面 HLA-DR 受体的基因抗体）；⑤抗冷 B 细胞抗体（非 HLA 冷 B 细胞抗体）。

（一）BA 的作用机理

BA 在妊娠中的作用，是保护胎儿胎盘功能，使胎儿免受母体免疫系统的攻击，妊娠得以维持。不同的 BA 作用的部位不同，抗 HLA-DR 抗体及抗 TLX 抗体均能与母胎界面局部的滋养层细胞有关抗原结合，封闭胎儿抗原，阻断母体免疫细胞的攻击；抗基因抗体则可与母体 T 细胞表面受体结合，阻止受体接受抗原信息，使 T 细胞免疫反应减弱；抗 FC 受体抗体能阻止某些胎儿对有害的 IgG 类抗体通过胎盘屏障，对胎儿起保护作用。此外，母体还产生抗封闭抗体独特型抗体，由于后者的"内影像"结构，与滋养细胞等组织抗原表位相似，因此不仅能在母胎免疫界面局部，而且还可以在体循环与有害的免疫活性细胞（如杀伤性 T 细胞、自然杀伤细胞等）及有关因子（如 IL-2）等发生作用，阻断有害的免疫应答，与 BA 形成重要的免疫保护网络。封闭抗体缺失及封闭抗体独特型缺失时，会引起母体免疫损伤性细胞及因子异常，对胚胎产生免疫排斥，导致反复自然流产。

（二）导致 BA 缺乏的相关因素

1. HLA 相容性增高　人类白细胞抗原是一类存在于组织细胞表面并可引起强烈排斥反应的抗原，主要有 HLA-A、HLA-B、HLA-C、HLA-D/DR。对母体而言，胚胎是半自己半异己的免疫移植物，因而 HLA 在关系到胚胎存活的免疫反应中具有重要意义。

HLA 抗原相容性引起流产的机制可能有：①致死基因与 HLA-DR 基因密切连接，当 HLA-DR 基因纯合子形成时，致死基因也形成纯合子而引起早期流产。②HLA 抗体特别是 DR 抗体在正常妊娠为保护性抗体，RSA 夫妇间由于 DR 抗原相容性增高，DR 抗体（封闭抗体之一）形成极少，致使胚胎易受母体免疫攻击排斥而流产。③由于 HLA-DR 也存在于血管内皮细胞，胎儿 DR 以可溶性状态移行到母体，形成耐受状态。但 RSA 夫妇由于 DR 抗原相容性高，不易形成 BA，而易发生母体免疫系统排斥胎儿反应而流产。

2. 夫妇间 TLX 的一致性　滋养层抗原是与母体直接接触的部分，一般不表达 HLA，而是存在大量滋养层细胞膜抗原（TA），TA 可分 TA1 和 TA2（即 TLX），前者诱导产生细胞毒性淋巴细胞反应，后者则刺激母体产生 BA（抗 TLX 抗体）。如果（抗 TLX 抗体）TA2 封闭了 TA1，使其不被免疫系统识别，妊娠得以维持；如（抗 TLX 抗体）TA2 不能封闭 TA1，就会导致免疫排斥而流产。当夫妇间具有相同的 TLX 时，不能激发母体产生抗 TLX 抗体，从而导致流产。

八、血型抗体与女性不育

1. ABO 血型抗体　在 ABO 血型不合的夫妇中，约 1/5 的妊娠发生流产。由于胎儿携带来自父亲的血型抗原,因此母-胎血型也多有不合。多见于母体血型为"O"型,胎儿为"A"型或"B"型。而"O"型血母亲对胎儿"A"型、"B"型抗原均可致敏而产生 IgG 抗 A,或 IgG 抗 B 免疫抗体,可引起死胎或流产。《不孕与不育·反复性早期流产》谓:其机制可能为胎盘屏障上某些缺陷或裂隙,胎儿红细胞有机会经胎盘进入母体,刺激母体致敏而产生相应抗体,抗体又穿过胎盘干扰胎儿的器官形成和胚胎发育而导致流产。

2. Rb 血型抗体　当丈夫血型抗原为 Rb 阳性,妻子 Rb 阴性时,Rb 阳性胎儿红细胞可因出血等原因通过胎盘进入母体,同样可刺激母体致敏而产生相应的 Rb 抗体,抗体又经胎盘进入儿体,使胎儿受损,导致死胎或流产。如果有多次流产史者,其抗体效价通常较高。

九、细胞免疫调节异常与女性不育

1. T 细胞中的 CD4⁺/CD8⁺ 细胞比值失常　T 细胞中的 CD4⁺/CD8⁺ 细胞比值对维持妊娠有重要意义。CD8⁺ 细胞包括了抑制性 T 细胞(Tc)和细胞毒性 T 细胞(Ts),Ts 可抑制免疫应答,诱导免疫耐受。罗氏谓:许多文献表明正常妊娠期间,CD4⁺/CD8⁺ 比值下降,CD8⁺ 细胞增加。而自然流产妇女 CD8⁺ 细胞明显低于正常妊娠者。Tc 细胞在妊娠期间被封闭性抗体结合,其细胞毒作用被削弱。若封闭性抗体不足,或 Tc 效应增强,则可致免疫损伤。

2. NK 细胞的杀伤作用　NK 细胞具有对靶细胞非特异性杀伤作用。罗氏谓:在蜕膜组织中,NK 细胞占淋巴细胞的 70%。近年的研究发现,合体滋养层细胞所表达的 HLA-G 抗原可作为 NK 细胞受体的公用配体,阻断 NK 细胞对胚胎的杀伤。而自然流产患者血中 NK 细胞活性增强，因而对胚胎有杀伤作用，导致流产或反复流产。

（冯宗文）

参考文献

［1］邓高丕.中西医妇科新理论新技术［M］.人民军医出版社.2002.

［2］姚亦德.不孕妇女宫颈粘液和血清抗精子抗体测定［J］.南通医学院学报.1994.14（4）：596.

［3］吴爱武，黄谷良，林特夫，等.溶脲脲原体感染与血清抗精子抗体的相关性研究［J］.生殖与避孕，1995，15（5）：363-365.

［4］文慧.免疫性不孕抗精子抗体与 HLA 的相关研究［J］.中国实验临床学杂志，1996（3）：31-32.

［5］李大金.免疫性不孕［M］.复旦大学出版社，2008，8.

［6］罗丽兰.不孕与不育［M］.人民卫生出版社，1999.

［7］Scott JR, Rote NS, Branch DW.Immunologic aspects of recurrent abortion and fatal death［J］.Obset Gynecol, 1987, 70：645.

［8］Booun HI.Antrphosplipid antibodies and recumbent preyneeyloos［J］.Clin Obset Gynecol, 1991, 34：17.

［9］Sebire N J .Choriodecidual inflammatory syndrome（CoDIS）is the leading and under ecognised cause of early preterm delivery and second trimester miscarriage［J］.Med Hypotheses, 2001, 56（4）：497-500.

［10］Fishman P, Falach-Vaknine E, Zigelman R, et al.Prevention of fetal loss in experimental antiphospholipid syrdnome by in vivo administration of recombinant interleukin -3［J］.J Clin Invest, 1993, 91（4）：1834-1837.

［11］蔡永林，郑裕明，汤敏中，等．不孕及反复流产患者血清抗心磷脂抗体的检测［J］.中国优生与遗传杂志，2005（8）：107-108.

［12］赵豫凤,亦乃周,杨如周,等．不孕流产与抗心磷脂抗体关系的研究［J］.陕西医学杂志，2004（5）：475-476.

［13］尚婧，冯晓玲，陈璐，等．甲状腺自身抗体与复发性自然流产的关系及治疗方法［J］.现代中医学，2014，7（4）.

［14］余江，等．封闭抗体在反复流产中的作用［J］.中华妇产科杂志，2000，4（4）.

药物篇

本篇所载，为具有调节免疫作用等功效，治疗免疫性不孕不育之常用中药。概括有补气、补血、补阴、补阳、清热解毒、活血化瘀、理气、解表等类。

补益类

补气药

人 参

【**药性**】国产人参，甘、微苦，性微温。高丽人参，味甘、性平，微温。归肺、脾、心经，入胞宫。

【**功效**】二者均为五加科植物人参的根，性味、功用大致相同，但高丽参质优，性温不燥，补气之功强于国产人参。均能大补元气，复脉固脱，补肺、脾、心，肾气虚，生津止渴，安神益智。

【**药理**】免疫等药理参考

1. 能明显提高免疫功能　对细胞免疫和体液免疫功能均有显著的提高作用。相关研究表明人参皂苷可增加天然杀伤细胞、淋巴因子活性及干扰素、白细胞介素 –2 等细胞因子水平，促进 T、B 淋巴细胞的增殖效应，人参可升高小鼠腹腔巨噬细胞吞噬率和吞噬指数，提高对感染的抵抗力，有抗炎，抗过敏作用。人参皂苷可使使用免疫抑制剂引起免疫抑制的动物免疫功能得到不同程度的恢复，包括抗体产生，细胞免疫能力和细胞因子的产生等。

2. 提高内分泌功能　研究报道人参皂苷可调节下丘脑 – 垂体 – 肾上腺轴功能，对垂体 – 肾上腺皮质功能有促进作用，能增强性腺功能，有促性腺激素样作用，能增加子宫和卵巢重量。还可促进胰岛素的分泌。

3. 促进造血功能　有抗利尿及抗衰老、抗氧化和抗应激作用。

【应用】

1. 免疫性不孕　气血亏虚，不能抗邪之免疫性不孕。与黄芪、白术、当归、熟地黄、紫河车、淫羊藿等配伍，方如毓麟珠等。肾阳不足，不能温养冲任、胞宫之宫寒不孕。与菟丝子、巴戟天、肉桂、附子、白术、山药等合用，方如温胞饮。《傅青主女科》种子 10 方，有 7 方用人参，可见其为种子要药。

2. 免疫性不育　包括免疫性流产，封闭抗体阴性复发性流产。与黄芪、白术、当归、菟丝子、阿胶、续断、桑寄生、山药、熟地黄等配伍。方如固本培育汤、加减磐石散等。（见方剂篇）

3. 经带胎产杂病

（1）气虚不能摄血，冲任不固之月经过多、先期、崩漏等出血性月经病。常与黄芪、白术、当归、阿胶、熟地黄等配伍。方如归脾汤，补中益气汤，固本止崩汤等。气血亏虚之月经过少，闭经等。多与黄芪、白术、熟地黄、当归等配伍，如十全调经汤。（见方剂篇）

（2）脾虚不能固摄任带之带下。常与白术、山药、苍术、甘草等配伍。方如完带汤，参苓白术散等。

（3）脾胃虚弱之妊娠恶阻；产后气血亏虚之恶露不绝，量多，产后腹痛等。常与黄芪、白术、甘草、当归、熟地黄、山药、升麻、柴胡、阿胶等配伍，方如加参生化汤、肠宁汤。其他如产后发热之小柴胡汤，缺乳之通乳丹，用于乳汁自出，汗证之补中益气汤。

（4）气虚血瘀之癥瘕（子宫肌瘤，盆腔炎性包块等）。常与黄芪、白术、三棱、莪术、败酱草、红藤、赤芍、桃仁等配伍，方如《医学衷中参西录》理冲汤加减。

（5）用治绝经前后诸证、大病、手术、血证后以及肿瘤等脏腑气血诸虚证。方如人参养荣汤，归脾汤，补中益气汤，生脉散等。

《神农本草经》谓之："主补五脏，安精神，定魂魄，止惊悸，除邪气，明目，开心益智，久服轻身延年。"

【用量用法】复方中 3～10g，止崩固脱 20～30g 炖服。

【使用注意】感冒及感染发热，阳盛体质，肝胆疾病、肝火湿热、肝功能损害、转氨酶和胆红素升高、黄疸等。高血压属肝阳、肝火者，以及体表局部红、肿、热、痛者和儿童等忌用。反藜芦，畏五灵脂，恶皂荚，不宜与白萝卜同服。人参与五灵脂相伍不是禁用。《本草纲目》称人参与五灵脂同用为"畏而不畏"，我们临床也常二者同用，未见不良反应。

党　参

【药性】甘，平。归脾、肺经。

【功效】功能补脾肺气，止血生津。

【药理】免疫等药理参考。党参可调节机体细胞、体液免疫，增强免疫功能，能增强网状内皮系统吞噬功能。可使体液免疫明显增强，血清抗体效价提高。增加气虚小鼠迟发型超敏反应。党参煎剂可增加红细胞数、血红蛋白和巨噬细胞含量。

【应用】和人参同具有调经止带，助孕保胎，补虚祛邪之功。可广泛用于免疫性不孕不育和经带胎产杂病，如月经失调，崩漏，胎漏，恶露不绝，癥瘕出血，闭经，产后，手术后，不孕症，流产，绝经前后诸虚证，热入血室等等。

党参与人参性味功用大致相同，均有补脾肺气，补血生津，扶正祛邪功效。均可用于脾肺气虚，血虚津伤诸证。但党参作用缓和，药力较弱，不能益气固脱，对慢性疾病轻证，可用之替代人参。而急病、重病、元气虚脱之证，应用人参为宜，不能用党参代替。人参还可助肾阳，益心智，党参于此则作用不明显。如《本草正义》言："补脾养胃，润肺生津，建运中气，本与人参不甚相远。"

【用量用法】10 ～ 30g。

【使用注意】禁忌同人参。

西洋参

【药性】味甘、微苦，性凉。归肺、心、肾、脾经。

【功效】补气养阴，清热生津。亦能大补元气，补肺气、心气、益脾气。其主治与人参大同小异，但补益之功弱于人参。并能养肺、脾、心之阴，为气阴两补药。

【药理】免疫等药理参考。人参和西洋参都以人参皂苷为主要成分，只是人参皂苷的种类和比例不一样。西洋参所含人参皂苷种类和含量比人参低。其他如多糖、挥发油、氨基酸、微量元素以及维生素类大同小异。西洋参能明显提高机体免疫功能，对细胞免疫功能和体液免疫功能都能提高，能使小鼠的抗体滴度、脾重量、淋巴细胞转化率明显提高。可增强小鼠 T 淋巴细胞产生白细胞介素 –2（IL–2）和提升红细胞生成素，增强产生淋巴因子的能力，促进 B 淋巴细胞功能，增强 NK 细胞活性。能增强小鼠腹腔巨噬细胞的吞噬功能。西洋参除无促进造血系统，提高性腺功能，增强子宫和卵巢重量外，其他药理与人参大致相同，但有强有弱。

【应用】西洋参具扶正祛邪，助孕保胎，调经补虚诸功用。用于免疫性不孕，流产，月经不调，崩漏，胎漏，产后恶露不绝，人流不全，绝经前后诸虚，妊娠恶阻，带下等属气阴两虚者。也用于中老年、体弱、大病、手术、出血后以及肿瘤放、化疗后的调理。禁忌、用法用量与人参同。

人参与西洋参均有补益元气之功，均可用于气虚欲脱，也能补脾、肺、心、肾之气诸虚，但人参益气固脱之力较强，单用即可生效，并可用治宫冷诸虚证。西洋参性凉，兼能清热补阴，益气固脱之力不如人参，较适用于热病之后和气阴两虚诸病证。不用于宫冷等阳虚证，此是二者之异同。《医学衷中参西录》谓：西洋参"能补助气分兼能补益血分，为其性凉而补，凡欲用人参而不受人参之温补者，皆可以此代之。"

黄　芪

【药性】甘，微温。归脾、肺经。

【功效】补脾气，升清气，益卫气，利尿消肿，补气生血、活血，托毒生肌等。

【药理】免疫等药理参考。本品含苷类、多糖、黄酮、氨基酸、微量元素等。能增强细胞免疫和体液免疫功能。增加正常小鼠脾重量，提升脾指数、胸腺指数和T淋巴细胞的转化。

细胞免疫方面，黄芪多糖可促进T细胞、B细胞前体细胞增生。体液免疫方面，黄芪液可促进浆细胞产生免疫球蛋白，提高IgM和IgG含量。黄芪皂苷可促进小鼠非胸腺依赖区内B细胞的增生和浆细胞的形成，黄芪多糖可增强小鼠腹腔巨噬细胞吞噬功能和计数，增加NK细胞毒活性。提升总补体水平。可使绵羊红细胞（SRBC）免疫后的小鼠抗体的产生增加，脾溶血空斑数（PFC）增加。黄芪的这种作用有双向性，PFC基础水平偏低者使之升高，偏高者使之降低；黄芪煎剂可促进骨髓造血细胞DNA的合成，促进机体代谢，抗疲劳，促进血清和肝脏蛋白质的更新，增强干扰素活性，可提高机体抗病能力；还可抗流感毒素，有较广的抗菌作用。

【应用】

1. 免疫性不孕不育　"邪之所凑，其气必虚""正气存内，邪不可干"，黄芪益气扶正以祛邪，能增强细胞免疫和体液免疫，提高免疫功能，用于各种免疫抗体引起的不育和流产。如治疗抗精子抗体，抗子宫内膜抗体，抗心磷脂抗体，抗卵巢抗体，抗甲状腺抗体之免疫性不孕、流产，封闭抗体阴性反复流产。方如消抗助孕汤、消抗地黄汤、化瘀消抗汤、河车毓麟汤、加减磐石散等。黄芪在诸方中扶正祛邪，消除抗体有佳效。（见方剂篇）

2. 经带胎产疾病　脾气亏虚则易中气下陷以致月经先期，月经过多，崩漏，子宫脱垂，阴道壁脱垂，带下，产后恶露不绝等气血亏虚证。表虚容易感邪及过敏性疾病。常与人参、白术、甘草、升麻、柴胡、当归、熟地黄、阿胶、姜炭、三七、防风等配伍，如方玉屏风散、补中益气汤、归脾汤、固本止崩汤等。

本品是补气要药，与人参同用，则补气之力更强；与当归同用，能补气生血；与升麻、柴胡等同用，能升阳举陷；与防风、白术同用，则固表止汗；与茯苓、白术同用，能利水消肿；与活血祛瘀药同用，则能增强行血消瘀作用。随表药走表，随里药治里。《本草求真》谓："黄芪入肺补气，入表实卫，为补气诸药之最，是以有耆之称。"

　　【用量用法】10～40g。黄芪生用偏于走表，用于固卫止汗，托里排脓敛疮；炙用重在走里，用于补中升阳，益气生血，摄血，活血，利尿消肿，提高免疫功能等。

　　【使用注意】疮疡初期，表实邪盛及阴虚阳亢等忌用。

白　术

　　【药性】甘，苦，温。归脾、胃经，入胞宫。

　　【功效】补脾健胃，燥湿利水，止汗安胎。

　　【药理】免疫等药理参考。有增强免疫、调节免疫作用。白术煎剂可增加辅助性 T 细胞数量，提高与抑制性 T 细胞的比值，提高 IL-2 的水平，能增强小鼠网状内皮系统、腹腔巨噬细胞功能，具有提高细胞免疫功能的作用，能明显增高血清 IgM 数量，有增强体液免疫作用。白术提取物对小鼠子宫兴奋收缩有明显抑制作用，亦可拮抗催产素对在体怀孕豚鼠子宫的紧张性。

　　【应用】

　　1. 免疫性不孕　为治脾气虚、脾肾阳虚免疫性不孕重要药物，常与党参、黄芪、茯苓、熟地黄、当归、菟丝子等配伍，如经验方调经毓麟汤，河车毓麟汤均用之（见方剂篇）。白术提高免疫功能作用不如黄芪应用广泛。

2.免疫性流产　白术有安胎之功。脾气虚，胎失所摄所养，则易发生胎动不安，妊娠腹痛，封闭抗体阴性之滑胎。白术为治脾肾亏虚、气血不足所致为胎动不安之要药。常与黄芩、当归、白芍、菟丝子、续断、阿胶等配伍，如经验方固本培育汤，加减泰山磐石散（见方剂篇），补脾肾、益气血而安胎。

古人谓："白术、黄芩乃安胎圣药"。(《丹溪心法·金匮当归散论》)足见白术有很好的安胎作用，然与黄芩相配伍，不可拘泥。脾虚者自当用白术，无热则不用黄芩；有热无脾虚者，则不用白术而用黄芩。湿热相兼者，则二者同用。

3.经带胎产疾病　脾气不足，运化失司，水湿内生，滞留脾胃，而致经期、妊娠、产后泄泻，水肿，带下等病证。多与人参、茯苓、甘草、山药、陈皮、大枣、白芍、柴胡等配伍。方如参苓白术散、完带汤、全生白术散等。

古代本草经，载术而无苍、白之分，自汉代后，才分苍术和白术。二药性味苦温，均以健脾燥湿为主要功效，故为脾胃要药。但苍术味辛而燥烈，以燥湿运湿见长，适用于湿盛实证，并有发汗之功；白术味甘而和缓，以健脾益气为主，适用于脾虚湿困证，并有止汗、利尿、安胎之功。此为二者不同之处。

【用量用法】6～15g，炒用可增强补气健脾，燥湿止泻作用。

【使用注意】热病伤津，阴虚燥热者不宜用。

山　药

【药性】甘，平。归脾、肺、肾经。

【功效】补脾肺肾，益气滋阴，固精止带。

【药理】免疫等药理参考。对细胞免疫和体液免疫有较强的促进作用。有助消化、降血糖、抗氧化作用。

【应用】

1. 免疫性不孕不育 本品入肾，可补肾气、滋肾阴。常用于肾虚多种免疫性不孕、流产，如抗精子抗体、抗心磷脂抗体、抗透明带抗体、封闭抗体缺乏等多种不孕和流产。多与熟地黄、山茱萸、枸杞子、菟丝子、茯苓、黄芪、黄柏、知母、白芍等配伍。如经验方消抗助孕汤、消抗地黄汤、消抗固胎汤、固本培育汤等。（见方剂篇）

2. 月经病 本品入脾肾，既滋肾阴，又补脾气，养脾阴。用于月经不调、崩漏、闭经、绝经前后诸证。常用配伍药物如上，方如清经散、左归丸、右归丸、归肾丸、知柏地黄丸等。

3. 带下、杂病 本品具健脾益气之功，用于多种阴虚或肾虚带下过多或过少证。多与人参、白术、甘草、车前子、柴胡、熟地黄、菟丝子、鹿角霜、黄柏等配伍。方如完带汤、易黄汤、内补丸、知柏地黄汤等。用于经期、妊娠、产后脾虚泄泻、浮肿、妊娠恶阻等，多与党参、白术、茯苓、陈皮、甘草、大枣等配伍。方如参苓白术散、六君子汤等。

山药在上述诸方中虽为臣药，然亦不可缺，与君药协同，相得益彰。如《本草正》所言："山药，能健脾补虚，滋滑固肾，治诸虚百损，五劳七伤。然其气轻性缓，非堪专任，故补脾肺必主参、术；补肾水必君茱、地……总之性味柔弱，但可用为佐使。"

【用量用法】10～30g，滋阴宜生用，健脾止带止泻宜炒用。

甘 草

【药性】甘，平。归心、肺、脾、胃经。

【功效】补脾益气，缓急止痛，清热解毒，调和诸药。

【药理】免疫等药理参考。对人体免疫功能具有双向调节作用，部分成分能增强细胞免疫和体液免疫功能，部分成分又能抑制体液免疫和抗过敏，抗变态反应。研究报道甘草多糖能诱导 B 细胞分化，促进 B 细胞合成、分泌 IgM、IgG，从而增强体液免疫。甘草的复合体包括核酸、蛋白质、多糖、多肽等，能抑制巨噬细胞的免疫反应，又能抑制体液免疫，能促进诱生 α - 干扰素和 γ - 干扰素，能提高自然杀伤（NK）细胞活性和抗体依赖细胞介导的细胞毒（ADCC）效应，促进巨噬细胞产生 IL-1。甘草有类似肾上腺皮质激素样作用，有保肝，抗肿瘤等作用，有抗菌，抗病毒，抗炎作用及解毒作用。

【应用】

1. 消抗助孕　对免疫失调呈双向调节作用，能提高免疫功能。用于治疗免疫性不孕、流产、滑胎的重要药物。我们在治此类病证诸经验方中，都使用了甘草，虽未担任主药，也是重要成分，在方中协同诸药更好地起到调节、提高免疫功能的作用。

2. 经带胎产疾病　本品味甘，有补益脾气、缓急止痛之功。用于治脾胃气虚之月经不调，闭经，痛经，崩漏，妊娠恶阻，经行、妊娠腹泻，痛经，盆腔炎，妊娠腹痛以及杂病之脏燥等。如固本止崩汤，逍遥散，十全大补汤，温经汤，当归芍药散，胶艾汤等。

【用量用法】用量 3 ~ 15g，生用性微寒，可清热解毒；蜜炙性微温，可增强补气之力。

【使用注意】其能调和诸药，也有与其不和者，如大戟、芫花、甘遂不能与之同用。传统认为海藻与其相反，现代认为可同用。本品有甘壅之弊，湿盛胀满、水肿者不宜用。大剂量久服可致钠水潴留，引起水肿。

大 枣

【药性】甘，温。归脾、胃、心经。

【药效】补中益气，养血安神，调和药性。

【药理】免疫等药理参考。有研究发现大枣可增加白细胞内cAMP。大枣乙醇提取物能抑制大鼠IgE抗体生成，抑制嗜碱性粒细胞释放白三烯。大枣水煎液可明显提高小鼠腹腔巨噬细胞的吞噬率和吞噬指数，有抗变反应作用，并能保护肝脏，镇静、催眠。

【应用】

1. 补脾益气　脾气虚者，多为免疫功能低下和免疫失调。本品甘温，善补脾气，可提高免疫功能，多用治脾虚诸证，如经期、妊娠、产后以及绝经期前后脾胃虚弱之腹泻。配伍人参、白术、茯苓等药，方用参苓白术散。

2. 扶正祛邪　本品能补脾气，扶正祛邪。用于治脾胃虚，寒热错杂之经期、妊娠胸痞，呕吐，泄泻。配伍人参、甘草、半夏、黄连等。方如半夏泻心汤。用治热入血室，配柴胡，人参，甘草，生姜等。方如小柴胡汤，大枣在其中佐人参、甘草，扶正祛邪。

3. 调和营卫　大枣配生姜,善于调和营卫。如经期、产后感冒，和病后，手术后以及绝经前后，出现午寒午热，出汗之营卫不和证。可与桂枝、白芍、甘草配伍，方如桂枝汤。

4. 养血安神　本品甘润，益气和中，补脾生血，润燥缓急，滋养心血以安神，为治疗脏躁之要药。见"甘草"。

大枣还可配用于峻烈之剂中，以保护胃气，缓和毒烈药性，攻邪不伤正，如十枣汤，葶苈大枣泻肺汤等。

【用量用法】用量3～10枚。大枣为亦食亦药之品，可用来煮水煲汤，煮粥，作保健品常服，以补气养血。

【使用注意】湿盛脘腹胀满者慎用。

补血药

熟地黄

【药性】甘，微温。归肝、肾、心经。

【功效】滋肝肾，补阴血，填精益髓。凡阴虚血虚，精髓不足者，皆用之。

【药理】免疫等药理参考。有调节免疫作用，对巨噬细胞的吞噬功能有促进作用，能明显提高正常 T 细胞的增殖反应能力，促进 IL-2 的分泌，诱生人干扰素，对体液免疫之抗体有抑制作用。对肾上腺皮质有促进作用，对甲状腺功能有明显改善作用，对性腺功能有促进作用。有补血和凝血功能，有刺激骨髓和增加红细胞、血红蛋白、白细胞、血小板的作用，能加速造血干细胞增殖，具有显著的生血作用，能缩短凝血酶时间，促进血凝的作用，有保护肾作用。

【应用】

1.免疫性不孕　肾为生殖之本，精血不足，肾气亏虚，易致不孕、免疫性不孕。熟地黄滋补肾气肝血，并能提高免疫功能，为助孕之要药。多与山茱萸、山药、枸杞子、菟丝子、当归、白芍、杜仲、党参、仙灵脾等配伍。方如补肾调经汤、调经毓麟汤（见方剂篇）、毓麟珠等。用于不孕、流产诸经验方，均以之为主要药物。

2.免疫性流产　用于各种免疫抗体所致之胎漏、胎动不安、滑胎等。熟地黄补肝肾益精血，有安胎止血、固胎之功。多与山茱萸、山药、当归、白芍、人参、白术、黄芪、枸杞子、菟丝子等配伍。方如安胎固冲汤、消抗固胎汤、固本培育汤、加味泰山磐石散等。(见方剂篇)

3. 经带胎产疾病　本品甘温质润，有补血养血调经之功。用于治肝血亏虚，冲任失养，所致月经量少，后期稀发，闭经等。常与当归、白芍、川芎、阿胶、人参、白术等配伍。方如十全大补汤，以补气养血调经。用于治肾气亏虚，冲任不固，所致月经量多、经期延长、崩漏、产后恶露不绝等。常与阿胶、艾叶炭、白芍、山茱萸、山药、枸杞、旱莲草等配伍，如胶艾汤、清经散以及将军斩关汤等。

本品入心而益心血，入肝能养肝血，是调经止血，补血要药，还用于血虚诸证，如面色萎黄、眩晕、心悸失眠、失血等。肾主免疫，其质润色黑入肾，滋补肾阴，填精益髓，又是补肾、提高免疫功能要药。多用于肝肾不足诸证，证见头晕耳鸣，腰膝酸痛，不孕流产等。《药品化义》谓之："专入肝脏补血……能益心血，更补肾水。凡内伤不足，苦志劳神，忧患伤血，纵欲耗精，调经胎产，皆宜用此。"

【用量用法】10 ~ 30g。

【使用注意】熟地黄滋腻碍胃，凡脾胃虚弱、气滞痰多、脘腹胀痛、食少便溏者忌服。

当　归

【药性】甘，辛，温。归肝、心、脾经和入胞宫。

【功效】补血调经，活血止痛，润肠通便。

【药理】免疫等药理参考。有增强免疫功能和抗变态反应作用。

当归提取液可显著增加小鼠脾和胸腺的重量。对细胞免疫的影响：当归水提取物可促进小鼠脾淋巴细胞的增殖，当归煎液对多种急、慢性炎症均有显著的抑制作用，当归水浸膏口服可抑制大鼠被动皮肤过敏反应。对体液免疫的影响：当归液能显著增加小鼠血清溶血素含量和生成细胞数。当归提取物可活化小鼠腹腔巨噬细胞溶酶系统。对造血系统的影响：当归多糖可使白细胞和网织红细胞增加。当归具有双向调节免疫作用，当归酮在低剂量时表现为明显的免疫促进作用；在高剂量时，则表现为明显的免疫抑制作用。当归对子宫有双向调节作用，所含挥发油对子宫有抑制作用，使子宫松弛；水溶性成分对子宫有兴奋作用，使子宫收缩作用加强，大量给药可出现强直性收缩。有明显抑制血小板聚集和抗血栓形成的作用。

【应用】

1.免疫性不孕　当归有很明显的增强免疫功能作用，随不同配伍而用于各种免疫性不孕。虚证如脾肾阳虚，气血不足，与黄芪、党参、熟地黄、白术、甘草等配伍，方如河车毓麟汤；实证如气滞血瘀证，与赤芍、川芎、桃仁、红花、丹参等配伍，方如化瘀消抗汤；寒证如寒凝血瘀证，与肉桂、干姜、小茴香、川芎、赤芍等配伍，方如少腹逐瘀汤；热证如虚火、湿热证，与黄柏、知母、生地黄、白花蛇舌草、金银花、连翘、龙胆草、椿根皮、冬瓜仁、茯苓、薏苡仁、车前子等配伍，方如消抗助孕汤、炎痛消方（见方剂篇）等。其具补血活血之功，还可用于非免疫因素引起的多种不孕证，如内分泌失调性不孕、输卵管阻塞不孕等。以当归为组成部分的四物汤既有促进细胞免疫的作用，也有能抑制体液免疫的作用，还能补肝血，调冲任，促进调经种子作用。

2.免疫性流产（包括非免疫性流产）属冲任不固之胎漏、胎动不安、滑胎。常与艾叶炭、熟地黄、苎麻根、阿胶、白芍、菟丝子、黄芩等配伍，如胶艾汤；属肝肾不足而夹瘀者，除上述配伍外，还须加入丹参等，方如消抗固胎汤（见方剂篇）；若属肾虚气血不足者，与黄芪、党参、黄芩、白术、甘草、阿胶、菟丝子、杜仲配伍，方如加味磐石散（见方剂篇）；其他如 ABO 血型不合者，多与白芍、川芎、茯苓、泽泻、茵陈、益母草等配伍，方如当归芍药散，清热利湿、养血活血方等。

3. 抗变态反应作用　本品可用于经期、妊娠荨麻疹、风疹等过敏性疾病。妊娠期发病，若治不如法，可导致流产。常与荆芥、防风、川芎、生地黄、白芍、黄芪、蝉蜕等配伍。方如消风散、当归饮子等。

4. 经产杂病　本品有补血活血，调经止痛之功，还多用于治月经不调，经期延长，闭经，痛经，慢性盆腔炎，产后腹痛等。常与香附、益母草、人参、白术、桃仁、红花、鸡血藤、桂枝、吴茱萸等配伍。方如四物汤、益母胜金汤、十全调经汤、温经汤、少腹逐瘀汤、当归芍药散等。用于治产后恶露不尽、死胎不下。常与益母草、山楂、川芎、桃仁等配伍，方如益母生化汤加味等。其他如子宫肌瘤、卵巢囊肿、子宫内膜异位症等病，多与地黄、赤芍、川芎、桃仁、红花、三棱、莪术等配伍施治。

《日华子本草》："治一切风、一切血，补一切劳，破恶血，养新血及主癥癖。"

【用量用法】煎服。用以补血安胎以 6 ~ 10g 为宜。用以调经止痛，则 10 ~ 15g。用以恶露不尽、下残胎，应用 25 ~ 30g 为佳。

【使用注意】湿盛中满，大便泄泻者忌服。

白 芍

【药性】苦、酸，微寒。归肝、脾经和入胞宫。

【功效】养血敛阴，柔肝止痛，平抑肝阳。

【药理】免疫等药理参考。有提高免疫功能。可增强和调节细胞免疫，对体液免疫有双向调节作用。研究发现白芍总苷对小鼠脾淋巴细胞（B 细胞）、抗 SRBC 抗体（溶血素）有低浓度促进和高浓度抑制的双向调节作用，白芍总苷低浓度对 Con A 诱导大鼠脾细胞产生 IL- 亦有双向调节作用，呈浓度依赖性，高浓度则使 IL-2 降低，白芍总苷可提高小鼠腹腔巨噬细胞吞噬百分率和吞噬指数，使腹腔渗出的白细胞数明显增多。对平滑肌的解痉作用，可抑制子宫收缩。有镇痛、抗缺血、抗血小板血栓作用。

【应用】

1. 不孕不育　白芍可增强和调节细胞免疫和体液免疫，与当归等配伍，可用于多种免疫性不孕、免疫性流产和非免疫因素引起的不孕、流产。（见当归篇）

2. 经带胎产杂病　本品可广泛用于妊娠、产后、手术后及更年期月经失调、崩漏、闭经、痛经多种疾病，这些疾病相应方中多用白芍。本品味酸，有敛肝阴、养肝血的作用，是养血调经基础方四物汤组成之一，又有促进细胞免疫，双向调节体液免疫作用。虽为佐药，但其敛阴柔肝，养血止痛之功，在方中起相辅相成作用，使血虚者得之可收补血之功，血滞者得之可奏行血止痛之效，并使免疫功能恢复，以获正常妊娠生育。

《本草正》："补血热之虚，泻肝火之实，固腠理，止热泻，消痈肿，利小便，除眼疼，退湿热……白者安胎热不宁，赤者能通经破血。"

【用量用法】6 ~ 30g。反藜芦。

阿　胶

【药性】甘，平。归肺、肝、肾经。

【功效】补血、滋阴、润肺、止血。

【药理】免疫等药理参考。有显著的补血作用，优于铁剂。研究报道阿胶可使兔的血红蛋白、红细胞、白细胞和血小板明显增高，阿胶液可明显提高腹腔巨噬细胞吞噬指数和吞噬百分率，提高小鼠 NK 细胞活性。化学成分：含胶原蛋白及其部分水解产物，并含铁、锌多种微量元素，蛋白质含量占 84% ~ 94%，以及 18 种氨基酸。

【应用】

1. **免疫性不孕**　用于免疫性不孕、体外受精 - 胚胎移植术后助孕。多与熟地黄、山茱萸、山药、黄芪、当归、菟丝子、桑寄生等配伍，如经验方助育汤（见方剂篇）。

2. **免疫性流产**　用于免疫性和非免疫性流产之孕前孕后调治。多与黄芪、党参、熟地黄、菟丝子、桑寄生、续断、丹参等配伍。如经验方加味十全汤、安胎固冲汤、消抗固胎汤、加味磐石散（见方剂篇）以及寿胎丸等，均用阿胶安胎固冲。

3. **调经止血**　阿胶为血肉有情之品，是补血、止血要药。也可用治各种原因（热、虚、瘀等）引起之冲任不固而致月经量多、经期延长、崩漏、月经过少、闭经、产后恶露不绝以及癥瘕出血等。与黄芪、人参、白术、当归、枣仁等配伍。如胶艾汤，归脾汤加之，亦可单用。

关于阿胶止血，药理研究未见有止血作用。然自古以来，均认为阿胶为止血要药,用以治多种失血。张仲景在《金匮要略》中用胶艾汤治漏下、半产后、妊娠胞阻三种下血,阿胶止血之功可见。《本草纲目》:"疗吐血衄血、血淋尿血,肠风下痢,女人血痛血枯,经水不调,无子,崩漏带下,胎前产后诸疾。"即概括了阿胶止血补血之功效。

【用量用法】5 ~ 15g。宜烊化冲服。

【使用注意】脾胃虚弱,中满便溏者慎用。

补阴药

麦 冬

【药性】甘,微苦,微寒。归胃、肺、心经。

【功效】养阴润肺,益胃生津,清心除烦。

【药理】免疫等药理参考。麦冬对非特异性免疫功能和细胞免疫功能有增强作用,能抑制迟发型超敏反应和炎症反应。麦冬水煎液可增加小鼠脾重量,可增加小鼠单核巨噬细胞系统地吞噬功能,并使血液中碳粒廓清加速,参麦注射液可增加大鼠腹腔IgG、IgM、IgA含量。

【应用】

1. 养阴止血 本品益气养阴助止血,用于血证,如崩漏、月经过多、经期延长、经行血衄,异位妊娠出血,恶露不绝等失血量多,或日久伤阴耗气者。与人参、五味子配伍,名生脉散,可配入多种调经止崩方中。也用于绝经前后、手术、病热后之肾阴虚、心火亢者。

2. 胎漏止血　用于胎漏（包括免疫性流产）出血属阴伤或气阴两伤者。多与黄芩、阿胶、苎麻根、白芍等配伍。如安胎固冲汤、消抗固冲汤（见方剂篇）、保阴煎等均可配入，以增养阴止血之力。

3. 妊娠恶阻　用于妊娠恶阻，气阴两虚证。多与西洋参、法半夏、枇杷叶、竹茹等配伍。方如麦门冬汤等。

【用量用法】10 ~ 12g，煎服。

石　斛

【药性】甘，微寒。归胃、肾经。

【功效】益胃生津，滋阴清热。

【药理】免疫等药理参考。石斛多糖可显著提高病人淋巴细胞、E– 玫瑰花细胞形成率，促进小鼠脾溶血空斑形成细胞数，可明显提高 NK 细胞活性，促进白细胞回升，促进小鼠腹腔巨噬细胞的吞噬百分率及吞噬指数。

【应用】本品功效与麦冬相近，所治病证，除血证外，与麦冬同。但麦冬微苦，清火之力优于石斛，并可用于妇科血证伤阴证，且入肺经润肺止咳；石斛可入肾，长于滋养肾阴，清胃生津，清虚热，滋而不腻，虚热之证颇宜。温病学家如叶天士、王孟英等治温病、疫病多用之。因肺胃为温邪多犯之地、热灼津伤，石斛之甘寒，滋肺胃津液，正当其用。方如王氏清暑益气汤、沙参麦冬汤、青蒿鳖甲汤也常加之。用于治阴虚内热，或兼湿热之经行口舌生疮，与天冬、麦冬、熟地黄、茵陈、黄芩等配伍。方如《太平惠民和剂局方》甘露饮，滋阴、清热、利湿并行不悖。

【用量用法】用量 6 ~ 15g，鲜品可用 15 ~ 30g。

生地黄

【药性】甘、苦，寒。归心、肝、肾经。

【功效】清热凉血，滋阴止血。

【药理】免疫等药理参考。生地黄对细胞免疫和体液免疫均有调节作用。研究报道生地黄可促进脾淋巴细胞 DNA 和蛋白质的生物合成，地黄多糖腹腔注射可提高小鼠 T 淋巴细胞增殖反应、增强自然杀伤细胞和细胞毒性 T 淋巴细胞活力，促进 IL-2 的分泌，促进小鼠骨髓造血干细胞、祖细胞的增殖分化及外周血白细胞数增多。干地黄醇提物可明显增加小鼠抗体 - 溶血素的生成。

【应用】

1. 不孕 本品滋阴清热，可用于肾虚血热、血瘀之免疫性不孕，包括抗精子抗体、抗透明带抗体、抗子宫内膜抗体所致。常与山茱萸、山药、泽泻、茯苓、牡丹皮、知母、黄柏、白芍、丹参、当归、桃仁、红花等配伍。如经验方消抗助孕汤、消抗地黄汤等。（见方剂篇）

2. 流产 本品具滋阴养血，清热止血安胎之功。可用于免疫性流产和非免疫性胎漏、胎动不安。常与熟地黄、山茱萸、山药、菟丝子、续断、桑寄生、阿胶、黄芩、当归、黄芪等配伍。如经验方消抗固胎汤、安胎固冲汤（见方剂篇）、保阴煎等。

3. 经带胎产疾病 本品清热凉血，调经止崩。可用于崩漏、月经先期、后期，月经过多，经行吐衄，产后恶露不尽等属血热者。常与牡丹皮、黄连、大黄、白芍，阿胶等配伍。方如清经散、两地汤、芩连四物汤、保阴煎等。

《本经逢原》："干地黄，内专凉血滋阴，外润皮肤荣泽，病人虚而有热者宜之。"

【用量用法】 10 ~ 15g，鲜生地加倍。脾虚湿滞，腹泻便溏者忌用。鲜地黄苦重于甘，清热凉血力优，干地黄甘重于苦，滋阴养血力强。炒炭止血作用增强。

玄 参

【药性】 甘、苦、咸，寒。归肺、胃、肾经。

【功效】 清热凉血，泻火解毒，滋阴散结。

【药理】 免疫等药理参考。调节免疫，对细胞免疫和体液免疫都有调节作用。研究报道玄参所含成分可使空斑形成细胞及凝集抗体滴度增加，玄参可促进环磷酰胺引起的白细胞减少，提高巨噬细胞移动指数，促进小鼠淋巴细胞的转化，有解毒作用。

【应用】 玄参苦寒以清热凉血，甘寒咸寒以入肾滋阴。常用于血热阴虚之免疫性流产和胎动不安，胎漏下血，月经先期，月经量少，经间期出血，崩漏，恶露量多、妊娠便秘等等。多与生地黄、阿胶、熟地黄、麦冬、山茱萸、牡丹皮等配伍。方如两地汤，清海丸（《傅青主女科》），上下相资汤（《石室秘录》），或保阴煎中用加之。

【用量用法】 10 ~ 15g。

【使用注意】 脾虚有湿，食少便溏者忌用。反藜芦。

女贞子

【药性】 甘，苦，凉。归肝、肾经。

【功效】 滋补肝肾、止血助孕、乌发明目。

【药理】 免疫等药理参考。女贞子对细胞免疫和体液免疫功能均有促进作用，对Ⅰ型、Ⅲ型、Ⅳ型变态反应均有抑制作用。研究报道女贞子水煎剂可使幼鼠胸腺、脾指数显著增加，女贞子多糖腹腔注射可使小鼠脾淋巴细胞增殖反应增强，免疫功能衰退老年小鼠脾T淋巴细胞增殖功能恢复，女贞子水煎剂可使小鼠血清溶血素抗体、IgG含量显著增加，改善环磷酰胺引起的白细胞减少，促进骨髓中红系造血祖细胞增加，肾上腺重量增加。

【应用】本品性味功效与墨旱莲相近。墨旱莲所治之病证，女贞子亦能治之。二者常配伍相须为用，合而名二至丸，为滋补肝肾良方。用于多种肝肾阴虚病证，血证及不孕症。二至丸对细胞免疫和体液免疫均有促进作用。故广泛用于免疫性不孕属肝肾阴虚有热者，如加入消抗助孕汤、补肾调经汤中等。免疫性流产若阴虚较甚者，常在相应方中加二至丸以增强滋阴消抗，止血安胎之功效，方如安胎固冲汤、消抗安胎方等。（所举方均见方剂篇）

【用量用法】10～15g。

墨旱莲

【药性】甘，酸，寒。归肝、肾经。

【功效】滋肝肾阴，凉血止血。

【药理】免疫等药理参考。墨旱莲能提高细胞免疫功能和体液免疫功能，能增加小鼠胸腺重量及外周血中T细胞百分率，增加小鼠外周血白细胞数量，促进碳粒廓清速率，增强单核细胞吞噬功能。二至丸可拮抗环磷酰胺引起的胸腺萎缩和淋转抑制。

【应用】本品滋肝肾之阴，凉血止血，可用于月经过多，经期延长，崩漏，经间期出血，胎漏，癥瘕出血等属肝肾阴虚血热证，也用于绝经前后，体弱，病后，手术后出现肝肾阴虚者。常与女贞子、生地黄、阿胶等配伍。方如左归丸合二至丸、胶艾加之。

【用量用法】10～15g。

枸杞子

【药性】甘，平。归肝、肾经。

【功效】滋肝肾，益精血，调经种子，明目。

【药理】免疫等药理参考。枸杞对细胞免疫功能和体液免疫功能均有增强和调节作用。宁夏枸杞水煎剂对非特异性免疫、细胞免疫功能均有增强作用，能明显增强巨噬细胞的吞噬作用。在免疫低下时，枸杞多糖的免疫增强作用更为显著。枸杞多糖可以促进小鼠胸腺及脾 T 淋巴细胞的增殖，并且枸杞子煎剂可使免疫抑制小鼠 Th 细胞数明显增加，纠正 T 细胞亚群分布紊乱状态，使胸腺细胞产生 IL-2 能力明显增强，且随剂量升高而升高。枸杞多糖可促进多能造血干细胞的增殖，增加粒－单系集落形成单位数量，可调节神经内分泌免疫调节网络的平衡，表现为枸杞对卵巢低下有改善作用，可以明显延长动情期，增加卵巢重量，刺激排卵，对性腺功能、肾上腺功能，下丘脑及脾的神经递质亦有明显调节作用，可提高血睾酮水皮，起强壮作用。有保肝作用。枸杞子提取物可双向调节小鼠 B 细胞增殖，即高浓度抑制，低浓度促进，可以选择性地抑制特异抗原致敏引起的 IgE 升高。

【应用】

1. 不孕　枸杞子滋养肝肾，调经种子，是治疗免疫性不孕和非免疫性不孕不可缺少的要药。与菟丝子、五味子、熟地黄、山茱萸、当归、白芍、黄芪、党参等配伍。方如调经毓麟汤、补肾调经汤、消抗助孕汤、养阴毓麟汤等。（见方剂篇）

2. 流产　枸杞子滋养肾精肝血，亦为治疗免疫性流产、非免疫性胎漏、胎动不安、滑胎要药。常与菟丝子、阿胶、桑寄生、续断、熟地黄、党参、白术、黄芩等配伍。方如安胎固冲汤、固本培育汤等。(见方剂篇)

3. 经带胎产疾病　本品为滋肝肾，益精血之妙品。用于肝肾亏虚，冲任失调之月经量少，闭经或过多、崩漏，绝经前后诸证，年老体弱者等等。常与熟地黄、山茱萸、菟丝子、山药、阿胶、白术等配伍。方如左归丸、右归丸、加减苁蓉菟丝子丸等。

【用量用法】10 ~ 15g。

何首乌（附首乌藤）

【药性】苦，甘，涩，微温。归肝、肾经。

【功效】补肝肾、益精血、解毒、通大便。

【药理】免疫等药理参考。首乌有增强细胞免疫，增强 T 淋巴细胞的功能。抑制体液免疫，对 B 细胞功能有抑制作用，能降低免疫复合物，降低花环百分率，促进大鼠 IL-2 的生成和诱生 γ - 干扰素。何首乌溶液可促进正常小鼠腹腔巨噬细胞的吞噬指数，可使小鼠胸腺、腹腔淋巴结重量明显增加，有保护作用，何首乌水提液能促进正常小鼠骨髓造血干细胞增殖，增加粒 - 单核细胞并加速其分化，增加粒系细胞比例，促进红系祖细胞增殖，还有降血脂和抗动脉硬化，扩张血管和抗心肌缺血，有保肝，抗衰老，抗氧化作用。

【应用】

1. 不孕症　包括免疫性不孕属肝肾不足者，多与熟地黄、枸杞、山茱萸、山药、菟丝子等配伍。如经验方补肾调经汤、河车

毓麟汤、消抗地黄汤等均常用。（见方剂篇）

2.本品滋养肝肾阴血，可用于绝经前后肝肾不足、妊娠便秘、妊娠身痒等证。常与桑椹、黑芝麻、当归、生地黄、玄参、麦冬、防风、黄芪、荆芥等配伍。方如首乌延寿丹、当归饮子等加减。

【用量用法】10～30g。

【使用注意】痰湿较重，便溏泄泻者不宜用。

附：首乌藤，又名夜交藤，甘，平。归心、肝经。具补养阴血，养心安神之功。主要用于阴血虚少之失眠多梦，心神不宁，眩晕等。常用于经期、产后、妊娠和体外受精、胚胎移植前后之焦虑不安，失眠多梦等。多与合欢花、枣仁、柏子仁、麦冬、当归等配伍，或加入逍遥散等方中，有良效。用量15～30g。

龟甲（附龟甲胶）

【药性】甘，寒。归肾、肝、心经，可入胞宫。

【功效】滋阴潜阳，益肾健骨，祛瘀止血。

【药理】免疫等药理参考。能改善恢复动物"阴虚"证病理状态。可促进绵羊红细胞所致的迟发型超敏反应，龟上甲能升高甲亢阴虚型大鼠血清IgG水平，龟甲煎液在体外对肾阴虚病人B细胞有一定滋养作用，对肾阳虚病人B细胞则有一定抑制作用，龟甲提取液能使腹腔巨噬细胞体积增大、伪足增多，吞噬指数显著增加，对子宫有兴奋作用，还有补血作用。龟甲胶有一定提升白细胞数的作用。

【应用】

1.不孕不育（包括免疫性）肾虚之子宫内膜生长不良，属阴血不足，难以滋养胞宫胞膜，所致之不孕，IVF-ET失败者。

于滋补肝肾剂中，用龟甲胶或龟甲以滋阴活血，有入胞宫资助内膜生长之妙。方如补肾调经方、养阴育麟汤等之。（见方剂篇）

2. 调经止血　龟甲益肾阴，通任脉，滋养肝肾而止血。用于阴虚内热、冲任不固之月经过多、崩漏。与生地黄、炒栀子、地骨皮、阿胶、地榆等配伍，方如《简明中医妇科学》之清热固经汤。

3. 滋阴潜阳　龟甲滋补肝肾，潜镇浮阳。用于经期、妊娠、绝经前后诸证属阴虚阳亢者。常与熟地黄、枸杞子、黄柏、菊花、石决明、天麻、龙骨、牡蛎等配伍。方如杞菊地黄丸合大补阴丸加减。

【用量用法】10 ~ 30g。宜打碎先煎，应砂炒醋淬后用。

　附　龟甲胶：由龟甲熬制而成，性味功效与龟甲大致相同。但滋阴养血作用强于龟甲，并可调经；而龟甲潜阳健骨作用强于龟甲胶，并能活血。阴虚血热吐衄等上部出血多用龟甲。阴虚冲任不固之崩漏，尿血便血之下部出血多用龟甲胶。一般用 10 克，烊化冲服。

鳖　甲

【药性】甘，咸，寒。归肝、肾经。

【功效】滋阴潜阳，退热除蒸，软坚散结。

【药理】免疫等药理参考。能增强免疫功能，可促进免疫球蛋白形成，延长抗体存在时间，有护肝作用，能促进造血功能，提高血红蛋白含量，能抑制结缔组织增生，软化消散肿块等，对小鼠移植性肿瘤、对肝癌细胞有抑制作用。

【应用】本品具滋阴退热之功，可用于素体阴虚或房劳多产，以及热病后期、久病或肿瘤手术后、化疗后等阴血耗伤之发热。常与青蒿、生地黄、牡丹皮、地骨皮等配伍。方如青蒿鳖甲汤、清骨散等。本品味咸，能软坚散结，可用于妇女多种癥瘕，如盆腔炎性包块、子宫肌瘤、子宫内膜异位症、陈旧性宫外孕及人工流产不全、胎盘残留等。常与当归、川芎、生地黄、赤芍、三棱、莪术、丹参等配伍。方如银甲丸、经验方宫瘤非经期方等。

【用量用法】10～25g。宜先煎。应砂炒醋淬后用。

补阳药

紫河车

【药性】紫河车即人胞，甘，咸，温。归肺、肝、肾经，入胞宫。

【功效】补肾精，益气血。

【药理】免疫等药理参考。紫河车中所含人胎盘免疫调节肽（HPIF）具有提高机体细胞免疫、体液免疫功能及调节免疫功能作用。给小鼠腹腔注射 HPIF，治疗组的吞噬指数、淋巴细胞转化率与不用药物的对照组比较均有显著提高。胎盘肽（PIP）可明显升高小鼠外周白细胞和脾有核细胞数，提高血清总补体活性，可促进吞噬细胞的吞噬功能，提高机体的细胞免疫功能。人胎盘含氮脂多糖，具有增强机体的体液免疫（增强 IgG 和 IgM）和防治放疗、化疗所致白细胞减少症的作用。紫河车的成分比较复杂，免疫成分包括胎盘球蛋白多种抗体，长期用于被动免疫，还有 γ-球蛋白、干扰素及一种巨球蛋白，又称 β-抑制因子、红细胞生成素等。激素类包括多种甾体激素和促性腺激素、雌激素、孕甾酮、雄甾酮、催乳素、生长激素、催产素、促甲状腺激素、前列腺素 E 类物质。酶类含溶菌酶、组织胺酶等。紫河车能增强机体抵抗力。胎盘含各种性激素能促进胸腺、脾、子宫、阴道、乳腺等发育，对甲状腺、睾丸也有促进作用，能提高男女性功能，有抗组胺、抗过敏作用。

【应用】

1.不孕症　肾藏精，为生殖之本，肾虚、精血不足，则不能摄精成孕，胞胎失养而流产。紫河车补益肾精，益气养血，用于治免疫性不孕，内分泌性不孕等。与熟地黄、山茱萸、菟丝子、人参、黄芪、当归等配伍。如经验方河车毓麟汤，温阳毓麟汤。（见方剂篇）

2.闭经　"经水出诸肾"。肾气充盛，则天癸至，任通冲盛，月事以时下。肾气不足，肝血亏虚，可致精血不足，冲任空虚而经闭不行。紫河车补益肾精，益气养血，用于治子宫发育不良之原发性闭经，卵巢早衰，席汉氏综合征和部分卵巢功能失调，多囊卵巢综合征等继发性闭经。与熟地黄、山茱萸、鹿角胶、龟甲胶、人参等配伍，方如《中医妇科临床手册》之加减苁蓉菟丝子丸。

《本草经疏》谓："人胞乃补阴阳两虚之药,有返本还原之功。"

紫河车与鹿茸均为血肉有情之品，性味功能、主治相近。但紫河车为人胞，补阴阳两虚，有返本还原之功；鹿茸补肾阳督脉，有生精血，益髓之功。

【用量用法】1.5～3g，研粉装胶囊吞服，也可用鲜胎盘水煮分服。人胎盘难以获取，现多为动物胎盘，效果大打折扣。

鹿茸（附：鹿角胶、鹿角、鹿角霜）

【药性】甘，咸，温。归肾、肝经，入胞宫。

【功效】温肾助阳、补益精血、强筋健骨，调固冲任。

【药理】免疫等药理参考。鹿茸对机体的细胞免疫和体液免疫功能均有提高作用。鹿茸多糖能显著增强小鼠网状内皮系统的吞噬功能，增加小鼠胸腺重量，促进溶血素抗体的生成，增加IgG含量。鹿茸液可促进脾T、B淋巴细胞增殖反应。鹿茸精和鹿茸多肽能提高小鼠垂体－性腺分泌功能，所含的雌性激素能使幼年小鼠阴道开口、卵巢增大，卵泡形成，子宫体积增大、重量增加，发情，并有强壮抗疲劳等作用。鹿茸精能使红细胞、血红蛋白、网织红细胞和白细胞数量明显升高，有促进骨髓造血功能。

【应用】

1. 不孕症　肾为生殖之本，《素问·骨空论》："督脉……此生病……其女子不孕"。本品补肾阳，温督脉，益精血，具有生发之气，常用于治肾阳不足，气血亏虚之不孕，包括免疫性不孕。与人参、熟地黄、菟丝子、杜仲、附子、紫河车等配伍。经验方河车毓麟汤（见方剂篇），右归丸等方中均可用之。

2. 经带疾病　本品甘温、甘咸补阳益肾。常用于治肾阳虚弱，精血不足之子宫发育不良、闭经、月经过少、月经后期，或冲任失固之崩漏。与熟地黄、山茱萸、附子、人参等配伍。方如右归丸、鹿茸人参粉。用于治肾阳不足，封藏失职，任脉不固之带下，证见量多清稀，畏寒，腰酸腹冷等。与菟丝子、附子、肉桂、黄芪等配伍。方如内补丸。或产后、病后，绝经前后，年老体弱者而见头晕耳鸣、倦怠、性欲减退、腰膝酸痛、怕冷尿频等肾阳虚弱或脾肾两虚证。可加入右归丸，人参养荣丸治之。《本草纲目》："生精补髓，养血益阳，强筋健骨，治一切虚损。"明·缪希雍谓鹿角胶"能通行周身之血脉"。

【用量用法】1～2g，研末吞服。

【使用注意】阳亢发热、实热者忌服。

附 鹿角胶：为鹿角煎熬而成，甘、咸，微温，归肝、肾经。功能补益肝肾、精血。所治病证与鹿茸同，但较之弱，止血作用较好。亦可用于阴疽内陷等。用量 5 ~ 12g。烊化兑服。

紫石英

【药性】甘，温。归心、肺、肾经。

【功效】温肾暖宫，镇心温肺。

【药理】免疫等药理参考。紫石英煎剂有抑制金黄色葡萄球菌、肺炎球菌等抗病原体作用，对家兔有解痉作用。

【应用】

1. 不孕症 用于治肾阳虚弱，胞宫失温之宫寒不孕。与紫河车、熟地黄、山茱萸、鹿角胶、附子、肉桂等配伍。如右归丸、温胞饮、毓麟珠加之，以增暖胞种子之效。

2. 闭经 用于肾阳不足，冲任胞宫失于温养之闭经（包括子宫发育不良之原发性闭经，卵巢早衰之闭经，功能性闭经，月经初潮来迟等）。与熟地黄、紫河车、淫羊藿、当归、菟丝子等配伍。可加入右归丸、归肾丸等方中。以温肾阳、补精血、助发育。

3. 月经血证 用于阳虚，冲任失摄，兼有瘀滞之月经过多，经期延长，崩漏。与赤石脂、禹余粮、丁头、代赭石、朱砂、乳香、没药、五灵脂配伍。方如震灵丹，通塞并施，理冲止血。

《神农本草经》："补不足，女子风寒在子宫，绝孕十年无子。"

【用量用法】10 ~ 20g，打碎煎服。

【使用注意】阴虚火旺者忌用。

紫石英，甘温而润，能入血分，温养冲任，促进子宫发育，故能治经闭（包括子宫发育不良之原发性闭经，卵巢早衰之闭经，功能性闭经等），止崩漏，助肾阳，暖胞宫而种子。

紫石英与紫河车均为甘温补肾阳之药，有促进子宫发育作用，均可治肾阳不足之闭经，宫寒不孕，二者常相配伍运用。然紫石英有调冲任，重镇降逆之功，可用于阳虚兼瘀之崩漏，并能治惊悸，咳喘；紫河车能补肾阳肾阴，益精养血，有提高免疫功能作用，擅长补虚。

淫羊藿

【**药性**】辛，甘，温。归肾、肝经。

【**功效**】温补肾阳、祛风除湿。

【**药理**】免疫等药理参考。长期口服淫羊藿多糖，可使胸腺重量增加，有利于增强细胞免疫功能与延缓衰老和增强抗病毒能力。皮下注射淫羊藿可以明显增加小鼠外周血淋巴细胞数和白细胞数。淫羊藿多糖和粗黄酮还可以明显促进小鼠巨噬细胞的吞噬能力。对体液免疫的调节作用，可提高小鼠血清溶血素水平和脾抗体生成细胞数，使溶血空斑直径增大。对正常人外周淋巴体外影响表明可增加活性 E 花环形成细胞，可提高 T 细胞比值，淋巴细胞转化率，IgA、IgG、网状内皮系统吞噬功能，有促进雄性性腺功能的作用，无雌激素样作用，可促进核酸和蛋白质合成代谢。

【**应用**】

1. **不孕症** 本品长于温补肾阳，常用于治属阳虚宫寒之免疫性或非免疫性不孕。与仙茅、熟地黄、当归、益母草、香附、山萸肉、菟丝子、鹿角胶等配伍。方如程氏温肾消抗汤、王氏化瘀益脾助孕法、化瘀补肾助孕法，经验方调经毓麟汤，河车毓麟汤等加之。

（见方剂篇）

2. 月经病　用于冲任虚寒之月经不调，推迟而潮，经量过少，闭经，痛经等。与仙茅、熟地黄、当归、川芎、白芍、枸杞子、菟丝子等配伍。方如四二五合方，或归肾汤加之。

【用量用法】3 ~ 12g。

【使用注意】阴虚燥热者不宜服。

仙　茅

【药性】辛，热。有毒。归肾、肝经。

【功效】温肾壮阳，祛寒除湿。

【药理】免疫等药理参考。仙茅可升高免疫抑制小鼠的 T 细胞数，增加血清中 IgG 含量和补体总量，增强小鼠腹腔巨噬细胞吞噬功能，从而增强机体体液免疫和细胞免疫功能，有雄激素样作用，还可抑制血栓形成。

【应用】其与淫羊藿性味功用相同，壮阳之力较之强。凡淫羊藿所治病证，均能治之。二者常配合，相须为用。如《本草正义》所云："仙茅是补阳温肾专药，亦能祛除寒痹，与巴戟天、淫羊藿相类，而猛烈又过之。"

淫羊藿、仙茅为温肾壮阳常用药，与肉桂、附子相比，则温燥刚猛之性逊之，尤其淫羊藿温而不燥。肾阳虚不甚者用二仙，肾阳命火虚甚者用桂附。然而不论二仙、桂附，均须与熟地黄、鹿角胶、枸杞子等配合使用，刚柔相济。即"善补阳者，必于阴中求阳，则阳得阴助而生化无穷"之意。

【用量用法】5 ~ 10g。

【使用注意】阴虚火旺者忌服。有毒、不宜久服。

菟丝子

【**药性**】辛，甘，平。归肾、肝、脾经，入胞宫。

【**功效**】补肾益精，种子安胎，养肝调经，明目止泻。

【**药理**】免疫等药理参考。菟丝子能提高体液免疫功能，改善脾淋巴细胞对刀豆素增殖反应，使增大的脾脏容积缩小，使烧伤所致的免疫抑制恢复到正常水平。菟丝子醇浸膏能增强腹腔巨噬细胞吞噬功能。对离体豚鼠子宫有兴奋作用，能使子宫产生节律性收缩。菟丝子具有增强小鼠体液免疫功能和免疫调节作用，有调节神经、内分泌、代谢、生殖系统的作用。用菟丝子水提物给小鼠灌胃，发现可促进阴道上皮细胞角化，子宫重量增加，提示具有雌激素样作用；给大鼠灌胃，可使其垂体前叶、卵巢、子宫重量增加，大鼠卵巢 HCG/LH 受体数目增加。可增加下丘脑 - 垂体 - 卵巢促黄体功能，提高垂体对 LRH 及卵巢对 LH 的反应性。

【**应用**】

1. **不孕**　用于肾阴肾阳亏虚之不孕，包括多种免疫性不孕、内分泌失调性不孕和在辅助生殖技术中的应用等。与熟地黄、山茱萸、枸杞子、鹿角胶、附子、当归、益母草等配伍以补肾种子。方如五子衍宗丸，调经毓麟汤、补肾调经汤、消抗助孕汤、河车毓麟汤等诸经验方（见方剂篇）均重用菟丝子。

2. **流产**　用于免疫性流产和非免疫性流产属肝肾不足，胎元失养之胎动不安，滑胎等。常与熟地黄、山茱萸、阿胶、当归、白芍、续断、桑寄生等配伍，以补肝肾、固胎元，如经验方安胎固冲汤、固本培育汤、泰山磐石散（见方剂篇）和寿胎丸等。

3. **经带疾病**　用于治肾气虚弱之月经初潮来迟，月经后期，月经量少，闭经等。与熟地黄、山茱萸、枸杞子、附子、当归等配伍以补肾。方如归肾丸、四二五合方等。用于治肾气不足，冲任不固之月经过多，经期延长，崩漏等。与肉苁蓉、熟地黄、枸杞子、当归、艾叶、阿胶、黄芪等配伍。方如加减苁蓉菟丝子丸；肾阴虚者与熟地黄、山茱萸、枸杞子、鹿角胶、龟甲胶、旱莲草等配伍以滋肾阴、固冲任，方如左归丸合二至丸。用于肾阳亏虚，任带失约之带下病，带下过多与鹿茸、附子、黄芪、肉苁蓉、桑螵蛸配伍。方如内补丸以补肾阳、固任带；带下过少，则与熟地黄、山茱萸、山药、枸杞子、鹿角胶、龟甲胶等配伍，方如左归丸滋补肾水。

《医学衷中参西录》："于千百味药中得一最善流产之药，乃菟丝子是也。"

菟丝子质黏润燥，甘以补虚。既补肾阳，又益肾精，为平补肝肾之妙品。其味辛又兼通调之性，用于精血虚滞之月经量少，后期，闭经等病证颇适。药理研究菟丝子具有促进性腺作用，故为调经之要药，用于子宫发育不良之原发性闭经、席汉氏综合征、卵巢早衰以及功能失调性子宫出血等病。

本品又为安胎之要药，如先兆流产，复发性流产（习惯性流产），免疫性流产等。预防治疗滑胎之名方寿胎丸，和治胎动不安之安胎固冲汤，治滑胎、免疫性流产之固本培育汤，皆重用菟丝子。如《医学衷中参西录》中所言："菟丝子大能补肾，肾旺自能荫胎。"同样肾旺自能经调、成孕。

【用量用法】15 ～ 30g。

山茱萸

【药性】酸，涩，微温。归肝，肾经。

【功效】补益肝肾，止崩固脱。

【药理】免疫等药理参考。山茱萸能升高小鼠溶血素抗体、IgG 抗体含量，能增强巨噬细胞的吞噬功能和脾脏的重量。对淋巴细胞转化、IL-2 的产生呈双向调节作用，高浓度时抑制，低浓度时促进，有抗过敏、抗变态反应作用和抗炎作用。山茱萸水煎液能明显增加血红蛋白含量，升高放化疗引起的白细胞减少，山茱萸醇提液对 ADP 诱发的血小板聚集有明显的抑制作用。

【应用】

1. 免疫性不孕　本品能增强免疫功能，用于治抗精子抗体、抗心磷脂抗体、抗子宫内膜抗体等多种免疫性不孕和非免疫性不孕。多与熟地黄、山药、枸杞子、菟丝子、黄柏、桃仁、红花等配伍。治免疫不孕诸方如消抗助孕汤、消抗地黄汤、夏氏滋肾抑抗汤（见方剂篇）多以本品为重要成分。

2. 免疫性流产　用治肝肾不足和脾肾亏虚封闭抗体不足之免疫性反复自然流产（滑胎）、胎动不安、胎漏等。多与熟地黄、山药、菟丝子、桑寄生、续断、阿胶、人参、白术、当归、白芍等配伍。如寿胎丸和经验方安胎固冲丸、消抗固胎丸、固本培育汤等。（见方剂篇）

3. 经带杂病　山茱萸有补益肝肾，固冲敛血作用。用于肝肾亏虚，冲任不固之崩漏及月经过多。如左归丸、付氏清海丸和胶艾汤等。用于脾气虚弱，冲任不固之崩漏不止。如经验方固本止崩汤（见方剂篇），张锡纯之固冲汤等。并用于治肾阳亏虚，封藏失固之带下清稀不止，腰酸腹冷；阴虚湿热损伤任带之带下赤白，阴内灼热，腰酸；肝肾亏虚，任带失养之带下过少，阴内干涩，灼痛而痒者。用于大汗，大出血或久病虚脱者。《医学衷中参西录》谓："山茱萸，大能收敛元气，振作精神，固湿滑脱。"

【用量用法】6～10g，急救固脱 20～30g，煎服。

【使用注意】湿热证，小便淋涩者，不宜用。

肉苁蓉

【药性】甘，咸，温。归肾、大肠经。

【功效】补肾助阳，调经种子，润肠通便。

【药理】免疫等药理参考。可增强细胞免疫功能和体液免疫功能。肉苁蓉水煎剂可明显增强小鼠腹腔巨噬细胞的吞噬能力，增加小鼠血清和脾细胞生成溶血素的含量。肉苁蓉多糖能增加小鼠胸腺、脾脏的重量，促进小鼠胸腺淋巴细胞增殖，脾淋巴细胞分泌 IL-2 的能力，能激活人外周淋巴细胞对 K562 细胞的杀伤作用。肉苁蓉具有雌激素样作用，可增强下丘脑 - 垂体 - 卵巢促黄体功能，促进肾上腺皮质功能，有增强雄激素作用，增强垂体前叶、卵巢、子宫重量，可直接刺激垂体促黄体生成素分泌。

【应用】

1. 不孕症　本品咸，能入肾，甘温助阳，可用于治肾阳亏虚，胞宫不温、发育不良之不孕和免疫性不孕。与紫河车、熟地黄、山茱萸、附子、鹿角胶配伍。方如右归丸加肉苁蓉。

2. 经带疾病　用治阳虚精亏之月经初潮来迟，月经量少，闭经等。与菟丝子、枸杞子、熟地黄、当归、紫河车、覆盆子、淫羊藿、桑寄生、艾叶等配合。方如《中医妇科治疗学》加减苁蓉菟丝子丸。用治肾阳亏虚，封藏失职，任带失约，精滑成带之带下。本品与鹿茸、菟丝子、附子、黄芪等配伍。方如《内科切要》之内补丸加减以温肾固带。用以治肾气不足，冲任不固之崩漏。与熟地黄、菟丝子、枸杞子、覆盆子、人参、黄芪、阿胶、艾叶炭等配伍。方如加减苁蓉菟丝子丸以补肾益气，冲任止崩。

【用法用量】10 ~ 15g。

【使用注意】阴虚、热结者不可用。

五味子

【药性】酸，甘，温。归肺、心、肾经，入胞宫。

【功效】收敛固涩，益气生津，补肾宁心。

【药理】免疫等药理参考。五味子有与人参相似的适应原样作用，能增强机体对非特异性刺激的防御能力。能增强细胞免疫功能，具有提高免疫、抗氧化、抗衰老作用。对家兔子宫平滑肌有兴奋作用，加强节律性收缩。

【应用】

1. 止血养阴　用于月经过多，崩漏等出血证伤阴者，见口干倦怠等。常与人参、麦冬等配伍。方如生脉散，或合入相应辨证方中以固冲止血，养阴生津。若暴崩或异位妊娠破裂等血脱证，气阴耗伤者，用生脉散加龙骨，牡蛎等，或配合生脉散针剂静脉输入，以辅助脱固救急。

2. 敛心安神　用于虚人，病后，出血后，手术后及绝经前后阴血亏虚，心神失养或心肾不交之心悸失眠，虚烦、口干多汗等。常与地黄、当归、酸枣仁、远志、玄参、生脉散配伍。方如天王补心丹等，以敛心气心阴。

【用量用法】3 ~ 10g。

【使用注意】内有实热，表证未解，咳嗽初期不宜用。

续 断

【药性】苦,辛,微温。归肝、肾经,入胞宫。

【功效】补益肝肾,止血安胎,强筋健骨,疗伤续折。

【药理】免疫等药理参考。续断有免疫增强作用,促进小鼠巨噬细胞的吞噬能力,有促进组织新生和止痛作用,对兔子子宫平滑肌有较强的兴奋作用,表现为频率增加,张力增加,有抗氧化活性,有抗炎、抗维生素 E 缺乏作用。

【应用】

1. 止血　续断补益肝肾,用于治肾气不足,肝血不充、冲任不固之月经量多、崩漏。与熟地黄、阿胶、艾叶炭、当归、白芍等配伍。方如保阴煎,《傅青主女科》之温经摄血汤等。

2. 闭经　用以治冲任、胞宫失养之血滞经少、闭经。与熟地黄、柏子仁、牛膝、当归、附子、泽兰等配伍。方如柏子仁丸。

3. 安胎　用于肾肝不足,胎元失养之免疫性流产,包括非免疫性之胎漏、胎动不安、滑胎。与阿胶、艾叶炭、菟丝子、桑寄生、当归、白芍、人参、白术、苎麻根等配伍。如经验方安胎固冲汤,加味泰山磐石散,固本培育汤(见方剂篇),寿胎丸等。

《本草正》:"能入血分,调血脉……崩淋、胎漏。"

【用量用法】10 ~ 15g,煎服。

杜 仲

【药效】性,温。归肝、肾经,入胞宫。

【功效】补肝肾,强筋骨,安滑胎。

【药理】免疫等药理参考。杜仲对细胞免疫功能有双向调节作用，能提高巨噬细胞的吞噬功能，增强垂体－肾上腺皮质功能，有促性腺功能，对大鼠和兔的离体子宫有抑制作用。给小鼠灌服杜仲醇水煎剂，能非常明显地抑制正常小鼠的血清溶血素形成。

【应用】杜仲除无止血作用外，其他功用同续断。凡续断所治之妇科病证，杜仲亦可治之，如调经、安胎、补肾止痛，尤其长于治滑胎（包括免疫性反复流产）。单用亦有效，多与续断、桑寄生、阿胶、菟丝子、熟地黄、山茱萸、党参、白术、山药等配伍。如经验方固本培育汤、加味泰山磐石散（见方剂篇）等。

【用量用法】煎服 10 ~ 15g。

《得宜本草》谓："杜仲主治肝虚。得羊肾治肾虚腰痛……得糯米、山药、枣肉治习惯性堕胎；得补骨脂、青扑、枸杞能壮肾阳。"

续断、桑寄生、杜仲均能补肝肾、安胎、强筋骨。为治肝肾不足之腰腿疼痛，安胎要药。然续断苦辛，微温，又能通利血脉，调经止血，治筋骨折伤；桑寄生甘平和缓，治同续断，且能降血压，但无续筋骨之功；杜仲甘温，无止血，续筋骨之功。然以治腰痛，滑胎见长，并能调经、降血压。

肉　桂

【药性】辛、甘，大热。归肾，脾，心肝经。

【功效】补火助阳，散寒止痛，温通经脉，引火归原。

【药理】免疫等药理参考。肉桂提取物能减轻脾重量，减少碳粒的廓清指数，抑制网状内皮系统活性，抑制抗体生成，可增强巨噬细胞吞噬活性，可提高外周血中的白细胞及血小板数，抑制补体活性。

【应用】

1. *不孕症* 用于免疫性和非免疫属肾阳虚，宫寒不孕。常与附子、鹿角胶、熟地黄、山茱萸、枸杞子、菟丝子、当归、巴戟天等配伍。方如温胞饮、经验方温阳毓麟汤等（见方剂篇）。

2. *经产杂病* 用以治下焦虚寒之月经后期，闭经。常与附子、熟地黄、山茱萸、人参、当归、菟丝子等配伍。方如右归丸、十全调经汤。用以治寒湿血瘀之痛经。与干姜、小茴、当归、川芎、延胡索等同用，方如少腹逐瘀汤。产后、中老年患者身痛肢麻，与独活、黄芪、续断、细辛、熟地黄、当归等配伍治之方如三痹汤。妊娠中、晚期，胎死腹中，瘀久不下，阴道出血者。与当归、川芎、红花、牛膝、车前子等配伍。方如脱花煎以祛瘀下胎。

【用量用法】2 ~ 6g 煎服。

【使用注意】阴虚火旺，实热，血热妄行之出血及孕妇忌用，畏赤石脂。

附　子

【药性】辛，甘，大热，有毒。归心，肾，脾经。

【功效】回阳救逆，温肾助阳，散寒止痛。

【药理】免疫等药理参考。对细胞免疫和体液免疫均有增强作用。附子注射液可明显促进小鼠脾脏抗体形成细胞数量的增加和血清抗体的生成，促进 T 细胞 E- 花环形成及淋巴细胞的转化，可促进下丘脑 – 垂体 – 肾上腺皮质 – 胸腺轴功能，可抑制腹腔毛细血管通透性，具有显著的抗炎作用。附子注射液可使豚鼠的补体含量明显增加。

【应用】

1. 不孕症　用于多种免疫性和非免疫性不孕属肾阳不足，宫寒不孕。常与肉桂、熟地黄、山茱萸、茯苓、鹿角胶、人参、当归、巴戟、菟丝子等配伍。如经验方温阳毓麟汤（见方剂篇），温饱饮以温肾助孕等。用于肾阳不足，胞宫、胞脉失于温养之排卵障碍不孕，常在温肾养血方中用附子 10g，与熟地黄 15 ~ 20g，鹿角胶 12g 相配。

2. 月经病　用于治肾阳不足所致之月经后期，闭经，绝经期前后诸证以及肾阳不能温养脾阳，而致脾失统血之崩漏等。与生地黄、灶心土、白术、阿胶等与其配伍，方如黄土汤以温阳止血。

【用量用法】6 ~ 10g，用制附子。回阳救逆，寒湿痹痛可用至 15g，但须先煎 1 小时左右，其毒性下降但药效不减。

【使用注意】轻度中毒者，可催吐，用生姜 60g，甘草 12g，绿豆 40g 煎服。重度中毒者则须及时采用现代医学方法解救。

孕妇及阴虚阳亢者忌用。不宜与半夏、瓜蒌、贝母、白及、白蔹、天花粉、犀牛角同用。

清热解毒类

栀　子

【药性】苦，寒。归心、肝、肺、三焦经。

【功效】泻火除烦，清热利湿解毒，凉血止血。

【药理】免疫等药理参考。栀子可抑制血型抗体，一定程度抑制小鼠接触性皮炎等迟发性超敏反应，抑制肿瘤坏死因子的产生，还可使谷草转氨酶活力下降，一定程度保护肝功能。

【应用】

1. 免疫性不孕不育　本品具清肝凉血之功，用于甲状腺自身抗体阳性之不孕或流产。多与柴胡、当归、白芍、牡丹皮、香附、夏枯草、生地黄、山茱萸、山药、茯苓、丹参等配伍。方如《类证治裁》之栀子清肝汤、《医宗己任编》之滋水清肝饮；用于治抗心磷脂抗体及 ABO 血型抗体阳性之反复流产之养血活血方（见方剂篇）、茵陈蒿汤等均用栀子以清热除湿。

2. 凉血止血　本品具凉血止血之功，用治经行吐衄，经期延长、崩漏等，多与柴胡、当归、白芍、阿胶、牡丹皮、生地黄等配合，方如《傅青主女科》平肝开郁止血汤、《简明中医妇科学》清热固冲汤。

3. 泻火除烦　肝经郁火之经前紧张综合征，郁证之心烦，湿热黄疸，肝火胁痛，吐衄便血等证，常与柴胡、当归、白芍、郁金、丹皮等配伍，方如丹栀逍遥散。

4. 清利湿热　本品清热利湿，用于治经期、妊娠小便淋痛，多与当归、白芍、茯苓、车前子配伍。方如五淋散。用于肝胆湿热之带下、阴痒肿痛等证。常与黄芩、茯苓、车前子、龙胆草、茵陈等配伍。方如龙胆泻肝汤。

《本草纲目》："治吐血、衄，血痢，下血，血淋，损伤瘀血。"《药性论》："通小便，解五种黄病。"

【用量用法】生用偏于清火，炒制可降低苦寒之性，炒黑偏于止血。用量 6 ~ 10g。

【使用注意】脾胃虚弱，便溏者不宜用。

知　母

【药性】苦，甘，寒。归肺、胃、肾经。

【功效】清热泻火，滋阴润燥。

【药理】免疫等药理参考。知母对多种细菌，如白色念珠菌，皮肤癣菌等有不同程度的抑制作用，有退热、抗肿瘤作用。

【应用】

1. 免疫不孕不育　本品滋阴降火，抑抗助孕，用于治抗精子抗体升高免疫性不孕之阴虚火旺证。与熟地黄、山茱萸、山药、黄芪、黄柏、红花、白花蛇舌草、枸杞子等配伍。如经验方消抗助孕汤（见方剂篇）。

2. 经带胎产疾病　本品滋阴清热，用于阴虚内热之经间期出血、月经后期、月经量少、闭经、经行口糜等病证。常与生地黄、熟地黄、白芍、麦冬、地骨皮、女贞子、墨旱莲、阿胶等配伍，方如《景岳全书》加减一阴煎，或两地汤加之。用于慢性盆腔炎、癥瘕，多与黄芪、党参、三棱、莪术、生鸡内金等配伍，方如《医学衷中参西录》之理冲汤。用于热病阴阳经证，高热烦渴与生石膏、甘草配白虎汤；热病后期和肿瘤放、化疗后之阴虚发热，与青蒿、鳖甲、生地黄等配伍，如青蒿鳖甲汤等。本品补肾滋阴，清利湿热，还用于带下量多证和肾阴亏虚、气化不利之妊娠、产后小便淋痛，妊娠糖尿病等。

【用量用法】6 ~ 10g，煎服。

【使用注意】脾阳虚，大便溏者不宜用。

黄 芩

【药性】苦，寒。归肺、胆、脾、胃、大肠、小肠经。

【功效】泻火解毒，清热燥湿，凉血止血，安胎。

【药理】免疫等药理参考。实验研究显示黄芩可促进淋巴细胞转化，可调节淋巴细胞增殖，黄芩可促进白细胞吞噬金黄色葡萄球菌功能，明显提高小鼠腹腔巨噬细胞的吞噬百分率及吞噬指数，黄芩能诱生 γ - 干扰素、促进外周淋巴细胞产生 IL-2，降低肿瘤坏死因子，对多种细菌有不同程度的抑制作用。黄芩有抗变态反应，缓解动物过敏性哮喘作用。

【应用】

1. 免疫性不孕　黄芩有较好的调节、促进免疫的作用，可用于肝胆湿热，气滞血瘀兼内热之多种免疫性不孕。如生殖道感染之 AsAb 增高，属肝胆湿热下注者，多与栀子、龙胆草、柴胡、泽泻、车前子、当归、甘草等配伍。方如龙胆泻肝汤，清利肝胆湿热以消抗体；气滞血瘀之 EmAb（＋）多与柴胡、当归、赤芍、桃仁、红花、甘草、马鞭草等配伍，方如化瘀消抗汤（见方剂篇）加之以化瘀清热。

2. 免疫性流产　黄芩既有安胎之功，又有促进免疫之效，为清热安胎之要药。朱丹溪言："黄芩、白术乃安胎圣药"。如用于治多种免疫和非免疫因素所致胎漏出血之经验方安胎固冲汤和治气血亏虚、肾气不足滑胎之加味泰山磐石散、归氏补肾清热方，均在补益气血之中用黄芩以清热固胎。据实验研究：黄芩茵陈中含有 A（B）血型物，可在体内与细胞争夺抗体（《实用中西医不孕不育诊疗学》）。临床用治母儿血型不合之流产。属湿热内蕴证，与茵陈、大黄、栀子、甘草配伍，方如茵陈蒿汤；属肝脾亏虚兼血瘀者，多与当归、白芍、川芎、白术、茯苓、甘草、党参、益母草、赤芍等配伍，方如加味当归芍药散。

3. 经带胎产杂病　黄芩能清上、中、下焦之邪热、湿热，较广泛地用于经带胎产杂病，如月经量多、崩漏、闭经、经期、妊娠发热、妊娠恶阻、妊娠腹痛泻痢、湿热带下、盆腔炎、癥瘕等。

《神农本草经》："主诸热黄疸、肠澼、泄利、逐水、下血闭。"《名医别录》："下小肠，女子月闭，淋露下血。"

【用量用法】用量 6 ~ 10g。清热多生用，止血安胎可用炒。

黄　连

【药性】苦，寒。归心、脾、胃、肝、胆、大肠经。

【功效】清热燥湿，泻火解毒。

【药理】免疫等药理参考。黄连主要成分为小檗碱（黄连素）、黄连碱。黄连可促进淋巴细胞转化，可抑制血型抗 A、抗 B、抗 D 抗体。黄连素能提高小鼠腹腔巨噬细胞的吞噬率及吞噬指数，可降低金黄色葡萄球菌溶血毒素及血浆蛋白凝固酶的效价，有广谱抗菌抗病毒作用。黄连能增强白细胞的吞噬作用，能激活巨噬细胞，增强网状内皮系统的吞噬作用，是一味免疫抑制和免疫调节药。对胃肠平滑肌有兴奋与抑制双向调节作用，有保护胃黏膜，止泻，解热作用。黄连素可抑制兔离体子宫收缩，黄连素能刺激大鼠垂体促肾上腺皮质激素的释放。

【应用】

1. 免疫性不孕　生殖道黏膜、子宫颈、子宫、卵巢、输卵管以及盆腔组织均存在完备的免疫机制，若细菌等炎症抗原刺激，与相应受体结合产生免疫反应，而成盆腔炎、阴道炎等，导致抗精子抗体阳性引起不孕。黄连清热燥湿、泻火解毒之功，能提高腹腔巨噬细胞的吞噬能力，使炎症得以控制。从而抑制、消除抗体。

2. 免疫性流产　黄连多与黄芩配伍，相须为用。在妇科湿热热毒较甚者，多可配用黄连以增强清热解毒之功，如免疫性先兆流产和非免疫性胎漏、胎动不安出血难止时，在相应方中加入黄连 6g，可加强止血安胎之功。方如胶艾汤，保阴煎等。

3. 经带胎产疾病　黄连能清泻心、肝、胆、胃火和脾胃、大肠湿热，较广泛地用于经带胎产疾病，如月经过多、崩漏、闭经，带下，妊娠恶阻，妊娠腹痛、腹泻、痢疾，产后发热，恶露不绝，心烦失眠，皮肤疮疡湿疹等。

黄连在上述疾病中，或为方中主药，或在相应方中加入，均可增强效果。《珍珠囊》谓："泻心脏火，一也；去中焦湿热，二也；诸疮必用，三也……治赤眼暴发，五也；止中部见血，六也。"《神农本草经》："肠澼腹痛下痢，妇人阴中肿痛。"

【用量用法】一般用 3 ~ 6g。

【使用注意】脾胃虚寒者忌用。不宜大量、久用。

黄　柏

【药性】苦，寒。归肾、膀胱、大肠经。

【功效】清热燥湿，泻火解毒，清退虚火。

【药理】免疫等药理参考。参阅黄连篇。本品可促进小鼠空斑形成细胞增生，抑制小鼠接触性皮炎。有促进小鼠抗体生成作用。

【应用】

1.免疫性不孕不育　本品入肾经，善泻相火，退虚热。可用于抗精子抗体阳性、抗心磷脂抗体阳性、抗透明带抗体阳性之免疫性不孕属阴虚火旺者。常与知母、熟地黄、山茱萸、牡丹皮、丹参、菟丝子、山药等配伍。如经验方消抗助孕汤、加减龙胆清肝汤（见方剂篇）。也多用于胎漏、胎动不安，多与生地黄、熟地黄、黄芩、续断、白芍、甘草等配伍。方如保阴煎。用于治 ABO 血型抗体阳性之反复流产，茵陈蒿汤加之。

2.经带胎产疾病　本品清热养阴，调经止崩，用于血热兼肾阴虚之月经先期，量多不净，崩漏，绝经前后诸证等。常与生地黄、熟地黄、牡丹皮、地骨皮、地黄、黄芩、续断配伍。方如清经散、保阴煎等。本品长于清下焦湿热，用治湿热带下，如止带汤；妊娠产后痢疾，如白头翁汤。

《主治秘要》："其用有六：泻膀胱龙火一也；利小便热结二也；除下焦湿肿三也；治痢先见血四也；去脐下痛五也；补肾气不足，壮骨髓六也。"

【用量用法】6 ～ 10g，清热燥湿，泻火解毒生用，清虚火用盐炒。

大　黄

【药性】苦，寒。归脾、胃、大肠、肝、心包经。

【功效】通便导滞，泻火解毒，祛瘀止血。

【药理】免疫等药理参考。有免疫调节作用。大黄蒽醌衍生物对细胞免疫和体液免疫均有抑制作用，如减轻脾和性腺重量，降低溶血素生成，抑制巨噬细胞的吞噬能力，减少白细胞数等。

较长时间使用，可使脾、胸腺和淋巴结等免疫器官萎缩。也有报道大黄多糖能增强免疫功能，能增强小鼠腹腔巨噬细胞吞噬功能，增强外周白细胞和巨噬细胞的吞噬活性。大黄蒽醌衍生物可抑制迟发型超敏反应，体外实验证实，大黄素能激活人外周血单核细胞和小鼠腹腔巨噬细胞分泌白介素 –1、白介素 –6、白介素 –8 和肿瘤坏死因子，大黄素可通过抑制炎症因子的过度产生以及抑制炎症因子的效应，发挥抑制系膜细胞增生的作用。能增加肠蠕动，抑制肠内水分吸收，促进排便（有泻下作用）。有抗感染作用。能抑制多种革兰氏阳性和阴性细菌。有很好的止血、降血压、降低胆固醇等作用。

【应用】

1. 泻火凉血　大黄可入血分，其性苦寒降沉，而又善泄上炎之火，以治血热妄行之经行吐衄等病证。常与黄连、黄芩、栀子配伍。方如泻心汤（《金匮要略》），清肝引经汤加大黄以泻热引经。

2. 祛瘀解毒　用于治湿热毒邪与瘀相结之盆腔炎。常与牡丹皮、芒硝、桃仁、柴胡、赤芍配伍。方如大黄牡丹皮汤，大柴胡汤等。

3. 活血调经　本品又可入血分泄热祛瘀，活血调经。凡属瘀热相结之闭经，痛经，月经量少，经期延长，崩漏等病证均可用之。治闭经、痛经、月经量少等，常与桃仁、桂枝、芒硝、当归、红花等配伍。方如桃核承气汤，或血府逐瘀汤加之。由寒、热、虚、瘀所致的月经量多、经期延长、崩漏、恶露不绝以及癥瘕出血等。常与蒲黄、益母草、三七、茜草、当归、阿胶、黄芩等配伍。寒证兼瘀如生化汤；热证兼瘀如芩连四物汤；虚证兼瘀如将军斩关汤；瘀血内阻，血不循经如经桃红四物汤等加之。本品止血不留瘀，如《本草正义》所云："迅速善走，直达下焦，深入血分，无坚不破。"

《医学衷中参西录》："（大黄）能开心下热痰以愈癫狂，降胃肠热实以通燥结，其香窜透窍之力，又兼利小便，性虽趋下，而又善清在上之热……其性能降温热，并能引胃下行，故善治吐衄……《本经》谓其能推陈致新，因有黄良之名。"

【用量用法】一般用 6 ~ 10g 即可，中原及北方 10 ~ 12g。癫狂者可用 15 ~ 30g 和白萝卜服用，往往泻下后即较安静，再辨证施治。泻热通便宜生用；活血祛瘀止痛宜用酒制；止血宜用炭。生大黄泡水服泻下较快，煎服亦须后下，久煎则泻下之力减。大黄泻后往往便秘，可连续服用。

【注意事项】大黄功效虽多，然脾胃虚寒者，孕妇慎用，哺乳期忌用。

龙胆草

【药性】性味苦，寒。归肝、胆、膀胱经。

【功效】清热燥湿、泻肝胆火。

【药理】免疫等药理参考。调节免疫，抑制抗体生成作用，使小鼠胸腺重量增加，促进腹腔巨噬细胞的吞噬功能和吞噬细胞的转化。对多种细菌、皮肤真菌有不同程度的抑制作用。有保肝、利胆、健胃作用。

【应用】本品大苦大寒，上泻肝胆实火，下清肝经湿热。在妇科，用于盆腔炎，带下赤白，阴痒红肿等病证。常与柴胡、黄芩、栀子、泽泻等配伍。方如龙胆泻肝汤等。

《药品化义》谓："胆草专泻肝胆之火……凡属肝经热邪为患，用之神妙。"

【用量用法】用量 3 ~ 6g，本品苦寒，不宜大量、长期服用。

【使用注意】脾胃虚寒者忌用。胃气虚者，服之多呕；脾胃虚寒者，服之多泻。

椿 皮

【药性】苦,涩,寒。归大肠、肝经。

【功效】清热燥湿,收敛止带,止血止泻。

【药理】免疫等药理参考。椿皮有抗菌,抗原虫作用。对福氏、宋氏痢疾杆菌和大肠杆菌有抑制作用,对阿米巴原虫有强烈的抑制作用,有抗肿瘤作用。

【应用】本品清热燥湿,收敛止血,可用于血热崩漏等出血性月经失调、量多、经期延长,赤白带下,包括滴虫、霉菌、细菌阴道炎,支原体、衣原体、淋病等宫颈炎,阴道炎等。常与栀子、黄柏、茯苓、泽泻、牡丹皮、车前子等配伍。

《食疗本草》谓:"女子血崩及产后血不止,月信来多,亦止带下。"

【用量用法】6～10g,煎服。

【使用注意】脾胃虚寒者慎用。

苎麻根

【药性】甘,寒。归心,肝经。

【功效】清热凉血,止血安胎。

【药理】免疫等药理参考。苎麻提取物可显著增加放疗后小鼠的白细胞、血小板数量,有明显止血作用,对金黄色葡萄球菌有抑制作用。

【应用】

1. 调经　本品清热凉血,可用于血热之月经过多,经期延长,崩漏,赤白带下。常与生地黄、白芍、黄芩、黄连配伍。

2. 止血安胎　本品具清热止血安胎之功,历来视为安胎要药。

用于免疫性流产和非免疫性胎漏、胎动不安。常与菟丝子、续断、白芍、黄芪、党参、白术、甘草、阿胶、桑寄生、旱莲草等配伍。如经验方安胎固冲汤、加味泰山磐石散（见方剂篇）等。《医林纂要》："孕妇两三月后，相火日盛，血益热，胎动不安。苎麻根甘咸入心，能布散其光明，而不为郁热，此安胎良药也。"

【用量用法】6 ～ 15g。

金银花

【药性】甘，寒。归肺、心、胃经。

【功效】清热解毒，疏散风热。

【药理】免疫等药理参考。研究报道金银花液可促进人淋巴细胞转化，小鼠 T 细胞增殖，显著增强白介素 –2 的产生，促进白细胞吞噬率功能，升高外周白细胞总数，提高血清 IgG 抗体水平，促进大鼠腹腔巨噬细胞产生溶菌酶和细胞膜表面补体 C3b 受体的表达，可诱导生成 α – 干扰素。本品具有广谱抗菌作用，对多种细菌、流感病毒、霉菌等亦有抑制作用。

【应用】

1. 免疫性不孕　本品具有增强免疫作用，用于 AsAb 阳性合并感染的免疫性不孕。多与连翘、生甘草、白花蛇舌草、红藤、椿根皮、赤芍、薏苡仁等配伍，方如经验方炎痛消，李氏化湿消抗汤（见方剂篇）。

2. 经带胎产杂病　本品清热解毒，可用于急、慢性盆腔炎，前庭大腺脓肿，乳痈、肠痈，经行经期痤疮，妊娠、产后腹泻、痢疾，小便淋痛等病证。常与连翘、蒲公英、大黄、黄连、益母草、土茯苓等配伍。方如五味消毒饮、银花解毒汤、银甲丸和五淋散、白头翁汤、大黄牡丹汤加之。本品疏散风热，可用于妇女经期、妊娠、产后感冒发热等病证，常与连翘、薄荷、竹叶、牛蒡子、黄芩、板蓝根配伍。方如银翘散。

《本草新编》云："败毒之药，未有过于金银花者也。"《本草纲目》谓之："一切风湿气及诸肿毒、痈疽、疥癣、杨梅诸恶疮、散热解毒。"

【用量用法】煎服 10 ~ 30g。

【使用注意】脾胃虚寒，疮疡脓清稀者忌用。

连 翘

【药性】苦，微寒。归肺、心、小肠经。

【功效】清热解毒、消肿散结，疏散风热。

【药理】免疫等药理参考。研究报道连翘能抑制抗体生成，能提高小鼠腹腔炎症细胞的吞噬力，有抗过敏作用，能对抗毛细血管通透性的增加。

连翘，性味功用、主治病证及禁忌药理与金银花大致相同，既能清热解毒，又可疏风散热，二者常配伍，相须为用。然二者又各有不同，金银花优于解毒，疏散表热，为治风热要药，并能凉血止痢；连翘清心之力较强，并长于消痈疮，散结肿，又有通降利尿之功，以治热淋。二者配伍，善于治内外痈毒，为疮家之要药。

【用量用法】10 ~ 15g。

蒲公英

【药性】苦、甘，寒。归肝、胃经。

【功效】清热解毒，消肿利湿。

【药理】免疫等药理参考。研究报道蒲公英可促进烫伤小鼠抗体生成和淋巴细胞转化，还可活化巨噬细胞，促进迟发超敏反应，有抗肿瘤作用。蒲公英煎剂对多种致病菌有显著的抑制作用，有抗炎抗病毒增强细胞免疫及体液免疫作用。

【应用】本品清热解毒，疏肝解郁，利水通淋，可用于乳痈、阴疮，肠痈，盆腔炎，经期、妊娠、产后小便淋痛（泌尿系炎症）等病证。常与金银花、连翘、生甘草、败酱草、鱼腥草等配伍。

【用量用法】10 ～ 20g。

【使用注意】阴疽、脾胃虚寒者忌用。

败酱草（附：墓头回）

【药性】辛，苦，微寒。归大肠、肝、胃经。

【功效】清热解毒，消肿排脓，祛瘀止痛。

【药理】免疫等药理参考。败酱草的乙醇提取物可增加小鼠腹腔巨噬细胞的吞噬作用和细胞毒作用，并能提高 ANAE 阳性淋巴细胞百分率，有升高白细胞和增强吞噬细胞的吞噬作用，有抗肝炎病毒，改善肝功能，促进肝细胞再生，能降酶，降絮，防止肝细胞变性，有抗肿瘤作用。

【应用】本品苦寒，清降之中，又有辛散之性，既能清热解毒，又长消痈排脓，并有活血止痛之功。常用以治盆腔炎、附件炎性包块、盆腔脓肿、赤白带下，淋病，支、衣原体感染，滴虫、霉菌以及细菌性阴道炎。常与金银花、连翘、红藤、柴胡、丹参、赤芍、蒲黄、冬瓜仁、桃仁等配伍。善于治内痈，尤以肠痈为所长。凡肠痈之脓已成或脓未成，均为必用之品。可配伍金银花、红藤、苡仁、附子、桃仁等。

败酱草集清、降、散于一身，清则热去毒解，降则肿消脓排，散则瘀血化散，如是则诸恙可愈。

【用量用法】10～20g煎服。

【使用注意】阴疽、脾胃虚寒者忌用。

附 墓头回：墓头回为败酱科植物异叶败酱及糙叶败酱的根。味辛、苦，性微寒。功效应用与败酱草相近，兼有止血，止带之功效。多用于治疗崩漏下血，经期延长，赤白带下等证属血热者，是妇科常用药物。用量与禁忌同败酱草。

红 藤

【药性】又名大血藤。性味苦，平。归大肠、肝经。

【功效】清热解毒，消肿排脓，祛瘀止痛。

【药理】免疫等药理参考。抗菌作用与败酱草大致相同。水溶提取物能抑制血小板聚集，增加冠脉流量，抑制血栓形成，扩张冠状动脉。

【应用】功用与败酱草大致相同，亦用于肠痈之脓已成或脓未成，盆腔炎、附件炎性包块、盆腔脓肿，赤白带下，淋病，支衣原体感染，滴虫、霉菌以及细菌性阴道炎等病症。常与败酱草、金银花、连翘、柴胡、丹参、赤芍、蒲黄、冬瓜仁、桃仁等配伍。

【用量用法】15～20g。

【使用注意】孕妇慎服。

白花蛇舌草

【药性】微苦，甘，寒。归胃、大肠、小肠经。

【功效】清热解毒，利湿止痛。

【药理】免疫等药理参考。研究报道白花蛇舌草能促进小鼠脾细胞的增殖，增强脾细胞诱导的迟发型超敏反应及细胞毒性 T 细胞的杀伤能力，能明显增加小鼠脾细胞特异抗体分泌细胞数，增加白介素 –2 的含量，提高抗体含量，能增强人的白细胞吞噬金黄色葡萄球菌的能力，有抗菌抗炎作用，可促进瘤细胞坏死。

【应用】

1. 免疫性不孕功能与金银花相同。

2. 本品具有较强的清热解毒、利湿止痛之功。用于治内外痈疮肿毒，湿热淋证。常用于盆腔炎、阑尾炎、泌尿道炎症、肿瘤等病症。

【用量用法】用量 15 ~ 30g。可单用鲜品捣汁内服，药渣外敷患处。

【使用注意】阴疽、脾胃虚寒者忌用。

活血化瘀类

益母草（附茺蔚子）

【药性】辛，苦，微寒。归心、心包、肝经，入胞宫。

【功效】活血调经，祛瘀生新，止血利水。

【药理】免疫等药理参考。益母草可显著促进小鼠胸腺细胞增殖，提升小鼠腹腔巨噬细胞吞噬鸡红细胞的百分率，促进羊红细胞免疫后小鼠玫瑰花结形成率，脾抗体生成细胞数。有兴奋子宫作用，对多种动物和人的子宫有明显的兴奋作用，使收缩力增强，对小鼠有抗着床、抗早孕作用。有抗凝血作用，抑制血小板聚集，抗血栓形成，有溶栓作用，有强心、扩张血管、降血压、改善肾功能和明显利尿作用。

【应用】

1. 不孕症　本品活血祛瘀，可用于多种免疫性不孕和非免疫性不孕症。常与当归、川芎、地黄、白芍、香附等相配，如经验方调经毓麟汤（见方剂篇）。药理对小鼠有抗着床作用。然本品是种子要药，经验证，其有助冲任、胞宫胞脉气血流通，有利于着床，可能与配伍有关。

2. 免疫性流产　也用于抗心磷脂抗体阳性及 ABO 血型抗体阳性所致反复自然流产属肝肾不足、湿热等夹有瘀血者。益母草有明显清除抗 A、抗 B、抗 D 抗体作用。常与茵陈、制大黄、栀子、黄芩、当归、赤芍、白芍等配伍。如李氏清热利湿、养血活血方。

3. 经产疾病　本品活血调经，可用于月经量少，月经后期，闭经等病证。常配合当归、川芎、地黄、白芍、香附、白术等。本品止血利水，可用于经期延长，月经过多，崩漏，产后恶露不绝，胎物残留，子宫肌瘤、子宫腺肌病、盆腔炎性包块出血，经行浮肿等病证。常配合三七、蒲黄、当归、地黄、桃仁、红花、三棱、莪术、黄芪、桂枝、白术等。

《本草正》："益母草，性滑而利，善调女人胎产诸证，故有益母之号。"《本草汇言》："益母草，行血养血，行血而不伤新血，养血而不滞瘀血，诚血瘀之圣药也。"

【用量用法】调经一般用 15g，化瘀止血须 30g，胎物残留一般用 40g，利水降压一般 30g 左右。

【使用注意】妊娠期慎用。

　附　茺蔚子：系益母草子，性味功用与益母草相近似，并能明目，药理研究含维生素 A。一般用量 6 ~ 10g。

丹　参

【药性】苦，微寒。归心、肝经，入胞宫。

【功效】活血化瘀，调经止痛，凉血安神。

【药理】免疫等药理参考。丹参水煎剂可明显提高小鼠腹腔巨噬细胞功能，脾脏抗体生成细胞的数量和淋巴细胞转化率，并有促进体液免疫作用，有抗过敏作用，抑制肥大细胞脱颗粒。丹参可抑制血小板聚集，加速血小板解聚，有扩张冠状动脉，抗肿瘤作用。丹参有雌激素样活性，能增加小鼠子宫重量。

【应用】

1. 免疫性不孕症　本品活血不伤正，可用于虚而夹瘀的多种免疫性不孕。常与当归、川芎、菟丝子、枸杞子、黄芪等配伍。经验方调经毓麟汤、河车毓麟汤等多方中，均有丹参以活血化瘀消除抗体而助孕。

2. 调经止痛　本品活血化瘀，消癥止痛。可用于月经量少、后期等月经不调和闭经，痛经，癥瘕，盆腔炎，盆腔静脉瘀血症等腹痛，盆腔炎性包快，子宫内膜异位症，宫外孕等。常与当归、川芎、益母草、三棱、莪术、桃仁、红花、黄芪等配伍。《妇科明理论》谓："一味丹参散功同四物汤。"

【用量用法】15 ~ 20g，用于活血化瘀宜酒炒，凉血安神宜生用。

【使用注意】反藜芦。孕妇慎用。

红花（附藏红花）

【药性】辛，温。归心、肝经，入胞宫。

【功效】活血通经，祛瘀止痛，消癥下胎。

【药理】免疫等药理参考。红花黄色素能增强免疫、抑制小鼠腹腔巨噬细胞吞噬功能和碳粒廓清能力，促进血凝素所致淋巴细胞转化。红花多糖可促进小鼠脾淋巴细胞转化，可增强免疫抑制小鼠对绵羊红细胞的空斑形成细胞反应。红花水提物具有抑制TPA炎症活性。红花煎剂可使动物在体离子宫明显兴奋，小剂量呈节律性收缩，大剂量则收缩加强，甚至痉挛，对妊娠子宫作用更为明显，并有雌激素样作用，有扩张血管、抗凝血、抗血栓作用。

【应用】

1. *免疫性不孕不育* 本品具活血祛瘀，调节免疫之功。用于多种免疫性不孕不育（抗精子抗体、抗子宫内膜抗体、抗心磷脂抗体、抗卵巢抗体、抗透明带抗体、抗甲状腺抗体和封闭抗体阴性，血型抗体阳性），如治免疫性不孕不育诸经验方多有之或加入本品，增强血液循环，促使抗体转阴，以利孕育。

2. *月经诸病* 本品活血调经，可用于血瘀经闭，月经量少、月经后期，痛经，瘀滞冲任、胞宫之漏下难止等病证。多与桃仁、丹参、益母草、当归、川芎、牛膝、蒲黄、五灵脂等配伍。如桃红四物汤和少腹逐瘀汤加之。

3. *胎物残留* 本品祛瘀消癥，用于人工流产不全之胎物残留，引产之胎盘残留。常配桃仁、当归、川芎、牛膝、山楂、益母草等。如生化汤加之。

4. *癥瘕疼痛* 本品能扩张血管、抗凝血、抗血栓。可用于包括盆腔炎、子宫肌瘤、子宫内膜异位症等癥瘕疼痛。常配桃仁、三棱、莪术、丹参、益母草、赤芍、香附等。如血府逐瘀汤及桂枝茯苓丸、宫外孕方加之。

《本草纲目》："活血、润燥、止痛、消肿、通经……多则行血，少则养血。"

【用量用法】煎服 3 ～ 10g。

【使用注意】孕妇及出血多而无瘀者禁用。

附 藏红花：又名番红花，功用与红花相似，临床应用也基本相同。藏红花，性味较凉，功力较胜，甘、微寒又兼凉血解毒之功，可用于温病热入血分，瘀热郁滞斑疹不红活而暗者。一般用量 1 ～ 3g，注意等项与红花同。

桃 仁

【药性】苦，甘，平，有小毒。归心、肝、大肠经，入胞宫。

【功效】活血祛瘀，润肠通便。

【药理】免疫等药理参考。桃仁能抑制小鼠脾抗体形成细胞数，能提高患者淋巴细胞转化率、周围血中 CD3+ 与 CD4+ 的百分率、NK 细胞活性及血清补体 C3、C4 水平，促进血中免疫复合物的清除，有抗过敏、抗炎作用。桃仁能延长出血及凝血时间，抑制血小板聚集，改善血循环，有促进初产妇子宫收缩作用，有助于子宫恢复和止血。

【应用】具破血逐瘀之功，常与红花配伍，相须为用提高效果，为妇产科常用药物。临床应用与红花大致相同，如月经诸病、胎物残留、诸癥瘕、腹痛等。桃仁富含无法吸收油脂，有润肠通便功效，尤宜于血瘀便秘，常在相应方中加之，并行不悖，既可提高疗效，又能活血通便。月经过多，崩漏无血瘀者除外。

【用量用法】用量 5 ～ 10g，捣成泥。

【使用注意】孕妇及便溏者禁用，其有小毒，不宜长期连续使用，以免中毒，应引起注意。

川 芎

【**药性**】辛，温。归肝、胆、心包经，入胞宫。

【**功效**】活血行气，调经止痛，祛风开郁。

【**药理**】免疫等药理参考。高剂量川芎可明显提高小鼠 T 淋巴细胞和 B 淋巴细胞转化功能。川芎嗪可明显提高小鼠外周血淋巴细胞转化率、碳粒廓能力及血清溶血素水平，川芎嗪对血小板激活因子（PAF）的产生有一定抑制作用，小剂量促使子宫收缩增强，大剂量反能抑制子宫收缩，川芎嗪体外能抑制 ADP 引起的血小板聚集，并有解聚作用。有扩张血管、降血压、强心等作用。

【**应用**】

1. *不育不孕*　本品入肝和胞宫，具活血行气之功，为治不孕不育以及多种抗体所致之免疫性不孕不育之要药，参照当归篇。

2. *经产杂病*　本品活血行气，调经止痛，用于月经不调，经期延长，闭经，痛经，妊娠腹痛，慢性盆腔炎，妊娠腹痛，产后腹痛等。常与香附、益母草、人参、白术、桃仁、红花、黄芩、黄连、鸡血藤、桂枝、阿胶等配伍。本品活血化瘀下胎，用于治死胎不下，人工流产不全之胚胎残留等，常与益母草、山楂、川芎、桃仁等配伍。

【**用量用法**】6 ~ 10g。

【**使用注意**】阴虚火旺，热盛血证慎用。

牡丹皮

【**药性**】辛，苦，微寒。归心、肝、肾经。

【功效】清热凉血，活血祛瘀。

【药理】免疫等药理参考。牡丹皮具有免疫抑制作用，能抑制第Ⅰ、Ⅲ、Ⅳ型变态反应，抑制毛细血管通透性，牡丹皮的不同成分可共同起到抗凝血、促凝血的双重作用。

【应用】

1. 不孕不育　本品滋阴清热，抑制免疫，可用于阴虚，阴虚火旺之抗精子抗体等多种免疫性不孕流产等。常与熟地黄、山茱萸、山药、茯苓等配伍。如经验方消抗助孕汤、消抗地黄汤、消抗固胎汤等（见方剂篇）。

2. 经带胎产疾病　本品清热凉血调经，可用于血热血滞之月经不调，如月经先期，月经量多，经期延长，崩漏。多与地黄、地骨皮、白芍、黄柏、栀子、柴胡等配伍。方如清经散、黑蒲黄散等。心肝火热动血之经行吐衄，以及妊娠、产后、杂病等。常与生地黄、栀子、白芍、柴胡、大黄等配伍。方如清肝引经饮、丹栀逍遥散。本品祛瘀止痛，可用于治痛经、癥瘕、盆腔炎等。与桃仁、红花、大黄、生地黄、延胡索、蒲黄、五灵脂配伍，方如温经汤、膈下逐瘀汤等。

【用量用法】6～12g。

【使用注意】血虚无热之月经过多，孕妇慎用。然确为肝郁血热之胎漏下血者，配伍合适，有效无害。

赤　芍

【药性】辛、苦，微寒。归肝经，可入胞宫。

【功效】清热凉血，祛瘀止痛。

【药理】免疫等药理参考。研究报道赤芍所含丹皮酚能明显增加脾重量，提高外周血 α - 醋酸萘酯酶阳性淋巴细胞百分率和白细胞移行因子的释放，从而增强细胞免疫功能。赤芍可增强小鼠腹腔巨噬细胞的吞噬功能和吞噬率，抑制大鼠皮肤过敏及迟发型超敏反应，还有抗血小板聚集，抗血栓形成，能抑制子宫平滑肌、胃肠痉挛等作用。

【应用】

1. 免疫性不孕　本品入肝经血分，辛散瘀滞，寒清血热，苦以降泻，有活血祛瘀止痛之功。用于多种免疫性不孕，多与当归、川芎、柴胡、桃仁、红花、丹参等配伍。如经验方化瘀消抗汤，炎痛消等。（见方剂篇）

2. 经产杂病　用于痛经、闭经、癥瘕、盆腔炎、盆腔粘连、异位妊娠，产后恶露不绝、人工流产不全，以及肝郁血滞之胁痛、乳痛等病证。常与柴胡、当归、桃仁、红花、延胡索、香附等配伍。方如血府逐瘀汤，桂枝茯苓丸，异位妊娠方等等。

【用量用法】 6 ～ 12g。

【使用注意】 血热无瘀，血寒经闭，孕妇忌用。反藜芦。

三　七

【药性】 甘，微苦，温，无毒。归肝、胃、心、肺、大肠经。

【功效】 止血，化瘀，定痛，补虚。

【药理】 免疫等药理参考。三七可增加机体单核巨噬系统功能，促进免疫器官胸腺和脾增重，对机体非特异性免疫和体液免疫、细胞免疫均有明显的增强作用。可增强小鼠腹腔巨噬细胞、肝巨噬细胞的吞噬功能，可改善补体水平，有显著的抗炎作用。三七能够促进多功能造血干细胞的增殖，具有造血作用，能增加血小板数量和缩短出、凝血时间，有抗凝和促凝双向调节作用，具有明显的止血作用。

【应用】

1.血证　本品系止血要药，止血不留瘀，可用于多种妇科血证。如月经过多，经期延长，崩漏，癥瘕肿瘤出血，产后，人工、药物流产不全出血，宫颈物理治疗后出血和外伤出血等，可单用，或配入辨证方中应用。如付氏平肝开郁止血汤、将军斩关汤等。

2.痛证　本品具化瘀止痛之功，可用于多种妇科痛证。如痛经（包括子宫内膜异位症之痛经），盆腔炎，盆腔瘀血综合征，宫腔、盆腔粘连所致之腹痛，与相应辨证方中加之。

3.虚证　对气血亏虚兼血滞者，多于相应方中加三七煎服，如归脾汤、八珍汤。三七由于含人参皂苷，有一定的补益作用，故又称参三七。《医学衷中参西录》谓之："善化瘀血，又善止血妄行，为吐衄要药。病愈后不至血瘀留于经络，证变虚劳……其善化瘀血，故又治女子癥瘕，月经不调，化瘀而不伤新血，实理血妙品。"

【用量用法】用于止血，止痛，活血化瘀宜生用，研粉吞服，每日3~5g，分2次服。用于补虚宜熟用，煮熟后三七氨酸、三七皂苷、挥发油类等受到破坏，止血散瘀功效减弱，人参皂苷补益作用增强，每日3~10g。三七粉外用根据外伤范围适量用之。

【使用注意】三七临床应用未见明显的毒副作用，但妊娠忌服。

鸡血藤

【药性】苦，微甘，温。归肝、肾经，入胞宫。

【功能】行血散瘀，补血调经。

【药理】免疫等药理参考。对细胞免疫功能的影响：研究发现鸡血藤水煎液可明显提高小鼠淋巴因子激活的杀伤细胞（LAK细胞）和自然杀伤细胞（NK细胞）活性。鸡血藤水煎液可双向调节小鼠脾细胞白介素 –2（IL–2）水平。鸡血藤水提取物可抑制DNCB、SRBC、CP 所致的迟发型超敏反应。鸡血藤煎剂可使家兔血细胞和血红蛋白升高。能增强子宫节律性收缩，增加剂量能引起子宫平滑肌痉挛，对免疫系统有双向调节作用。

【应用】

1. 免疫性不孕　本品行血又能补血。凡血瘀血虚之免疫性不孕，包括抗子宫内膜抗体、抗心磷脂抗体、抗卵巢抗体等。方如化瘀消抗汤、温阳毓麟汤、河车毓麟汤、王氏化瘀益脾助孕法等（见方剂篇）。BA 缺乏之反复自然流产（滑胎）属气血不足证之孕前主治方，十全调经方、河车毓麟汤等（见方剂篇）均加用之，以增行血散瘀、补血消抗之功。

2. 经产杂病　鸡血藤之行血散瘀、补肾调经作用，也较广泛地用于经、产、杂病。如闭经、痛经、月经量少、产后痹证、肢体麻木、慢性盆腔炎、癥瘕等。

【用量用法】一般 30g，也可单味泡酒，熬膏服用，泡酒偏于行血；膏剂偏于补血。

【使用注意】妊娠慎用。

《本草纲目拾遗》："妇人经血不调，赤白带下，妇人干血劳及子宫虚冷不受胎"。

香　附

【药性】辛，微苦，性平。归肝、脾、三焦经，入胞宫。

【功效】疏肝解郁，调经止痛。

【药理】免疫等药理参考。香附有雌激素样作用，可抑制前列腺素合成的活性，能抑制离体子宫收缩，对子宫平滑肌起松弛作用。有抑制真菌和抗菌作用，有镇痛、降血压、抗肿瘤作用。

【应用】

1. 不孕症　本品疏肝解郁，用于肝郁不疏，气血失调，肾精不足之不孕（包括各种免疫性不孕）。常与柴胡、当归、白芍、白术、益母草、素馨花、玫瑰花、当归、熟地黄、白芍、川芎、菟丝子、枸杞子、覆盆子等配伍。方如付氏开郁种玉汤。

2. 月经病　本品疏肝理气，调经止痛，用于月经不调，闭经，痛经，崩漏等。常与柴胡、当归、白芍、郁金、益母草、当归、川芎、熟地黄、白芍、茺蔚子等相配。如乌药散、付氏宣郁通经汤、黑蒲黄散等。

3. 妇女杂证　本品具疏肝解郁、理气和血之功，多用于肝气郁结之盆腔炎、胁痛、郁证、乳癖等。常与柴胡、白芍、郁金、当归、丹参等配伍。方如丹栀逍遥散、膈下逐瘀汤等。

【用量用法】用量 6 ~ 10g，用醋炒。

本品入肝经气分，善于解肝气之郁滞。故前人谓之专"治气结为病"，其既行肝经分气以理气，又入肝经血分而调经。《本草逢原》谓："气病之总司，凡血不自行，随气而行，气逆而郁，则血亦凝滞，气顺则血亦随之而和畅矣，故为女科之要药。"

本品芳香辛行，其性平和，入气入血。与补气药配伍，以益气调经，补而不滞；配入养血补血药中，助其养血调冲，补中有行；配入养血疏肝药中，以增强养血疏肝之功；与益母草合用以活血理气调经；配入桃仁、红花、赤芍等以增理气活血化瘀之功；与化痰药同用，以治痰气瘀阻之闭经等。

郁　金

【药性】辛，苦，寒。归肝、胆、心经。

【功效】活血止痛，行气解郁。

【药理】免疫等药理参考。郁金有免疫抑制作用，用郁金挥发油向小鼠腹腔注射，对溶血素产生、空斑细胞形成之特异性体液免疫功能有明显的抑制作用，对淋巴细胞转换率、T细胞免疫功能也有明显的抑制作用。郁金多糖能激活小鼠网状内皮系统，提高吞噬指数。郁金提取物对Ⅰ型和Ⅳ型变态反应有抑制作用，能抗组织胺释放，有抗炎止痛作用，含姜黄素和挥发油能促进胆汁分泌和排泄，减少尿内尿胆元。

本品辛散苦泄，能行能散，疏肝解郁，活血止痛。与香附配伍，相须为用，临床应用大致与香附相同。（见香附篇）

【用量用法】6～10g，畏丁香。

【使用注意】妊娠期禁用。

疏风解表类

防　风

【药性】辛，甘，微温。归膀胱、肝、脾经。

【功效】祛风解表，胜湿止痛，止痉。

【药理】免疫等药理参考。防风水煎剂能提高小鼠巨噬细胞的吞噬百分率和吞噬指数，抑制小鼠耳郭的炎症性肿胀，有抗变态反应作用，防风水煎液能抑制二硝基氯苯所致的皮肤迟发型超敏反应。对多种细菌有抑制作用,有解热、镇痛、镇静、抗惊厥作用。

【应用】

1. 免疫性不孕　本品扶正祛邪,能抗过敏,调节、增强免疫功能,可用于属脾胃气血亏虚之免疫性不孕。常与黄芪、白术、人参、甘草、柴胡等配伍,方如玉屏风散、经验方河车毓麟汤(见方剂篇)加之。

2. 祛风止痒　本品祛风止痒,可用于妇女经行、妊娠过敏性风疹块,痒疹。(见荆芥篇)

3. 祛风解表　本品祛风解表,可用于妇女经期、妊娠、产后感冒。(见荆芥篇)

4. 缓痛止泻　本品胜湿止痛,可用于土虚木乘之经期、产后腹痛腹泻(过敏性结肠炎),常与白术、白芍、陈皮配伍,方如《丹溪心法》之痛泻要方。

《本草纲目》:"防者,御也。其功疗风最要,故名。"

防风与荆芥性味特点、功效相同,主治病证相近。但防风祛风之力强于荆芥,为"治风之通用药"又能胜湿,止痛,止痉;荆芥质轻芳香,透表发汗之力较防风强,又能止血,消疮。二者常相配伍使用,相辅相成。

【用量用法】6 ~ 10g 煎服。

【使用注意】阴虚内热,热病动风者不宜用。

荆　芥

【药性】辛,微温。归肺、肝经。

【功效】祛风解表,透疹止血。

【药理】免疫等药理参考。有抗炎、镇痛作用。对金黄色葡萄球菌等细菌有较强的抑制作用。荆芥水煎剂可明显抑制小鼠毛细血管通透性，能抑制一种引起变态反应的物质脂氧酶，有抗过敏、抗哮喘作用，荆芥炭有明显的缩短出血、凝血时间而止血的作用。荆芥水煎剂可增强皮肤血液循环，增强汗腺分泌，有微弱的解热作用。

【应用】

1. 祛风解表　可用于经期、妊娠、产后感冒发热。风寒者与防风、羌活、生姜等配伍，方如荆防败毒散：风热者与银花、连翘、薄荷等配伍，方如银翘散。

2. 祛风止痒　本品有抗过敏作用，多用于经期、妊娠和平时过敏性皮肤瘙痒，风疹块等。属血虚证，多与四物汤、黄芪、防风、甘草配伍。方如《外科正宗》之当归饮子；属风热证，多与防风、知母、石膏、甘草、生地黄、当归、蝉蜕、甘草等配伍。方如《外科正宗》之消风散。

3. 止血　荆芥炭止血，可用于多种妇科血证。如月经过多、经期延长，崩漏，胎漏，胎动不安等。常与地黄、白芍、当归、阿胶、艾叶炭等配伍。方如《陈素庵妇科补解》之黑蒲黄散，经验方安胎固冲汤。(见方剂篇)

【用量用法】5 ~ 10g，不宜久煎。

【使用注意】发散风邪宜生用，止血宜炒炭用。

柴　胡

【药性】苦，辛，微寒。归肝、胆经。

【功效】解表退热，和解少阳，疏肝利胆，升举阳气。

【药理】免疫等药理参考。柴胡能促进免疫后小鼠抗体的生成，淋巴细胞增生，柴胡多糖能增强 Kupffer 细胞的吞噬作用，增强单核巨噬细胞的吞噬作用，激活巨噬细胞诱生 IL-1，增强 NK 细胞活性，柴胡皂苷有抑制 I 型超敏反应的局部被动过敏反应，柴胡可抑制血管通透性，对细菌、病毒、疟原虫有一定的抑制作用，还有抑制血小板聚集。还有镇静、镇痛、解热、降温等作用。

【应用】

1. **免疫性不孕**　本品有疏肝解郁，调节免疫之功。可用于肝郁和气滞血瘀之不孕，包括抗子宫内膜抗体阳性、甲状腺自身抗体阳性所致不孕。常与当归、白芍、香附、素馨花、枸杞、熟地黄等配伍。如经验方解郁种玉汤，化瘀消抗汤（见方剂篇），栀子清肝汤（见抗甲状腺抗体与不孕篇）。

2. **月经病**　柴胡具疏肝理气、调经之功，多用于月经不调、痛经、经前乳胀等。与白芍、当归、白术、香附、益母草等配伍。方如逍遥散、付氏宣郁通经汤、血府逐瘀汤等。

3. **经孕出血**　本品疏肝清热，有止血之效，可用于肝郁化火之月经先期、量多，经期延长及崩漏，及胎漏出血等。常与白芍、当归、生地黄、牡丹皮、栀子、三七等配伍，方如丹栀逍遥散、付氏平肝开郁止血汤、补中益气汤等。

4. **妇科发热**　柴胡具和解少阳、退热之功。用于妇女外感、经期、产后发热、瘀血发热（包括热入血室、盆腔炎、子宫内膜异位症之发热）。多与黄芩、半夏、党参、甘草、生姜、大枣、牡丹皮、当归、桃仁、大黄等配伍。方如小柴胡汤、大柴胡汤、血府逐瘀汤。

《本草纲目》："治阳气下陷，平肝、胆、三焦、包络相火……妇人热入血室，经水不调。"

【用量用法】3 ~ 10g。

【使用注意】阴虚阳亢，肝风内动，阴虚火旺，气上逆者不宜用。

桂　枝

【**药性**】辛，甘，温。归心、肺、膀胱经。

【**功效**】发汗解肌，温通经脉，平冲降逆，通阳化气。

【**药理**】免疫等药理参考。桂枝、桂枝汤能抑制抗体分泌细胞、特异性玫瑰花形成细胞，抑制脾细胞增殖，抑制 IL-2 产生，对细胞、体液免疫均有抑制作用。有抗过敏、解热、抗炎、健胃、扩张冠状动脉，增强微小血管和冠状血管血流量，扩张肾血管而有利尿作用；增加子宫血流而有通经作用。

【**应用**】本品温通经脉，可用于寒凝血滞之月经后期，经量过少、闭经、痛经，产后腹痛，癥瘕等病证。常与当归、川芎、白芍、吴茱萸、桃仁、大黄配伍。方如温经汤、桃核承气汤。本品平冲降逆，可用于治妊娠恶阻，手术后、妊娠和绝经期前后乍寒乍热、出汗等营卫不和。常与白芍，生姜，大枣同用，方如桂枝汤。本品通阳化气，可用于妇女经期以及平时浮肿少尿，妇女癥瘕，盆腔囊肿，积水等。常与白术、茯苓、猪苓、桃仁、防己、大黄、葶苈子等配伍。方如五苓散、桂枝茯苓丸。

【**用量用法**】3 ～ 10g 煎服。

【**使用注意**】外感热病，阴虚火旺，血热妄行等证忌用。孕妇及妇科血证慎用。

徐长卿

【**药性**】辛，温。归肺、肝、心经。

【**功效**】祛风除湿，止痒止痛，活血化瘀，解毒消肿。

【**药理**】免疫等药理参考。徐长卿有增强细胞及体液免疫作用，对小鼠腹腔多核白细胞的吞噬功能有促进作用,能抑制Ⅰ、Ⅱ、Ⅲ、Ⅳ型超敏反应,有抗炎和抗变态反应作用,有镇静、镇痛、降血压、增加冠脉血流量,降血脂、抗动脉粥样硬化、抑制血小板聚集及血栓形成作用。

【应用】本品能增强细胞免疫和体液免疫作用,抑制变态反应,并有抗炎镇痛等作用。其祛风、活血化瘀之功,能消除免疫抗体。可用于抗精子抗体阳性、抗子宫内膜抗体阳性等所致之不孕。如经验方消抗助孕汤、化瘀消抗汤、河车毓麟汤(见方剂篇)等诸方均可加之,以增强、调节免疫。

《不孕不育与月经周期调理》(夏桂成主编)载:"徐长卿具有广泛抗免疫作用。"

【用量用法】10 ~ 20g,煎服。(不宜久煎)

(鲁　敏)

主要参考文献

[1]骆和生,罗鼎辉.免疫中药学.北京医科大学,中国协和医科大学联合出版社,1994,4.

[2]沈丕安.中药药理与临床运用[M].北京:人民卫生出版社,2006.

[3]周金黄,等.中药药理学.上海:上海科学技术出版社,1986:250.

[4]骆和生.中药与免疫(补益类药).广州:广东科技出版社,1982:24.

[5]阴健,等.中药现代研究与临床应用.北京:学苑出版社,1993:57.

[6]宋立人,等.现代中药学大辞典.北京:人民卫生出版社,2000.

[7]高学敏,等.中药学.全国高等中医药院校规划教材.北京:中国中医药出版社,2002.

方剂篇

篇中所载为治疗女性免疫性不孕不育常用方剂。

作者经验方及常用方

河车毓麟汤

【组成】紫河车 15g，黄芪 30g，党参 15g，白术 12g，茯苓 10g，熟地黄 15g，当归 15g，白芍 10g，川芎 10g，淫羊藿 12g，杜仲 15g，菟丝子 30g，丹参 15g，甘草 6g。

【功效】益气养血，温肾益精，调经种子。

【主治】气血亏虚兼肾阳不足之不孕、月经后期、量少、闭经。伴面色萎黄，头晕目眩，倦怠气短，畏寒肢冷，腰膝酸软。舌淡，苔白，脉细弱。

【加减】

1. 阳虚甚下腹冷、夜尿多者酌加仙茅 10g 或肉桂 5g，附片 5g 以温肾阳。

2. 闭经日久加枸杞子 15g，参茸粉 5g（红参、鹿茸以 2 ： 1

比例研粉，每日 4g，分 2 次，吞服）以补元气，益精血。

3. 月经量少加鹿角胶 12g，鸡血藤 30g 以补精血。

4. 子宫发育不良加紫石英 30g 以温肾养胞。

5. 免疫性不孕加徐长卿 30g，鸡血藤 30g 或桃仁 10g 以活血。

6. 容易感冒者加防风 10g 或桂枝 6g 以调和营卫抗变态反应。

【方解】紫河车，甘、咸、温，补肾阳，益精血。《本草图经》谓："男女虚损劳极，不能生育，下元衰惫。"四君子汤健脾益气，四物汤养肝补血。加入黄芪增加补气生血之功。菟丝子、熟地黄、淫羊藿、杜仲温补肾气，加强益精生血之效。肾精足，气血充，冲任盛。以丹参配川芎、当归活血而导之，则经调孕成。全方共奏温肾养血益气、调补冲任之效。

【临床运用】临床用于免疫性不孕症，多囊卵巢综合征，闭经，排卵障碍，黄体功能不健之月经失调。临床实践证明，本方对排卵功能不良（障碍）、排卵后黄体功能不足、免疫性不孕（包括抗精子抗体、抗心磷脂抗体、抗子宫内膜抗体、抗卵巢抗体、抗甲状腺自身抗体、抗透明带抗体）颇为有效。本方具有神经－生殖内分泌－免疫网络调节效应。

【现代研究】紫河车含有多种激素如促性腺激素 A 和 B、催乳素、促甲状腺激素、催产素样物质等；含有胎盘球蛋白、多种抗体、γ－球蛋白、干扰素及一种 β 抑制因子；含多种酶如溶菌酶、激肽酶、催产素酶等；其他还有红细胞生成素、磷脂多糖等。因此有促进乳腺和女性生殖器官发育的功能；能增强机体抵抗力，具有免疫功能、抗过敏、抗感染等作用。黄芪、人参对细胞免疫和体液免疫功能均有显著的提高作用。方中四君子汤动物实验结果表明，四君子汤可以从多方面不同程度地对抗 DEX 免疫抑制作用，增强腹腔巨噬细胞的活性；同时还能对抗由环磷酰胺（CY)造成的小鼠巨噬介导的肿瘤细胞溶解作用（MTC）和抗体依赖细胞介导的细胞毒性作用（ADCC）活性降低；自然杀伤（NK）及 ADCC 活性被 CY 所抑制时，四君子汤能显著恢复这两类细胞毒活性。这些结果是与四君子汤之益气补中、实卫固表的功效是一致的。

四物汤的免疫调节作用，通过淋巴细胞转化试验及活性斑试验，表明四物汤对细胞免疫反应有较明显的促进作用；通过溶血空斑实验，显示本方具有抑制抗体形成的作用，表明四物汤对体液免疫功能方面有抑制作用。本方对小鼠巨噬细胞吞噬功能影响不大，提示四物汤不仅能促进细胞免疫，而且能抑制体液免疫，具有调节抗体免疫功能的作用。

四物汤并有促进造血功能，并有抑制血栓形成，改善血液高凝状态。并能调节下丘脑生物钟。

菟丝子、淫羊藿、丹参等具有提高免疫功能调节免疫作用（见药物篇）。

消抗助孕汤

【组成】熟地黄 25g，山药 12g，山茱萸 12g，泽泻 12g，牡丹皮 12g，茯苓 12g，知母 10g，黄柏 10g，丹参 20g，黄芪 30g，枸杞子 15g，菟丝子 25g，徐长卿 30g，甘草 6g。

【功效】滋阴降火，益气活血。

【主治】不孕，滑胎，流产，免疫学检查抗精子抗体升高和抗透明带抗体阳性。或伴月经先期，口干咽燥，头晕耳鸣，腰酸。舌红，苔薄黄，脉细数。

【加减】

1. 阴虚甚加女贞子 15g 以加强滋阴之功。

2.兼血瘀舌黯有瘀点者酌加桃仁 10g，红花 10g 以活血化瘀。

3.兼湿热苔黄腻，尿短不利者，去熟地黄，加女贞子 15g，薏苡仁 20g，车前子 10g 以利湿。

4.伴盆腔炎腹痛者，去熟地黄，并酌加女贞子 15g，败酱草 25g，白花蛇舌草 25g，马鞭草 20g，赤芍 20g 等，清热解毒、活血止痛。

【方解】知柏地黄汤滋肾阴、降虚火。菟丝子、枸杞子补肾生精养血。重用黄芪益气，扶正祛邪。《本草汇言》称之"能补气，实卫敛汗，驱风运毒药也"。丹参"功同四物汤"与徐长卿活血化瘀。甘草调和诸药。

【临床运用】适应于抗精子抗体、抗透明带抗体等导致的免疫性不孕症，反复自然流产属阴虚内热型。

【现代研究】有关资料记载六味地黄丸有增强细胞免疫和体液免疫作用，对小鼠腹腔巨噬细胞功能、吞噬率及吞噬指数均有显著提高，可促进淋巴细胞转化率，改善血液流变学、抗应激、抗肿瘤等多种作用；《不孕不育与月经周期调理》等有关资料记载：菟丝子可提高 T 淋巴细胞值，并能增强卵巢功能；枸杞子有增强免疫功能，对造血功能有促进作用；黄芪能促进体液免疫，提高免疫球蛋白的含量，还具有免疫双相调节作用，提高机体抗病能力。甘草有激素样作用，可作免疫抑制剂用。丹参能扩张血管，改善微循环和血液流变性，有抗炎、抗过敏作用，可清除血液中已沉积的抗原抗体复合物，并防止免疫复合物产生。徐长卿有广泛的抗免疫作用，加入有免疫抑制作用的黄柏、知母，使本方具有增强和调节免疫功效。活血化瘀药、清热解毒药，滋阴药均有抑制免疫反应。

我们曾以此方治疗 67 例不孕及流产患者，能有效降低血中

AsAb 水平，由治疗前 208.00±49.07 下降到 125.60±68.22，并改善红细胞的免疫功能，优于阿司匹林对照组（$P < 0.05$）。科研论文以《抑抗助孕汤对女性不孕及自然流产患者抗精子抗体和红细胞免疫功能的影响》为题，发表于《中国中医药杂志》2008 年 9 月）。

消抗地黄汤

【组成】熟地黄 25g，山茱萸 12g，山药 12g，泽泻 10g，茯苓 10g，牡丹皮 10g，丹参 30g，鸡血藤 30g，当归 10g，黄芪 30g，菟丝子 30g，桃仁 10g。

【功效】滋养肝肾，活血化瘀。

【主治】肾虚血瘀所致的抗心磷脂抗体阳性不孕、反复流产。见头晕耳鸣、腰酸膝软、口干咽燥等。舌红黯，或有瘀点，苔薄，脉细。免疫学检查抗磷脂抗体（APA）阳性、抗心磷脂抗体（ACA）阳性者。

【加减】

1. 阴虚甚者加女贞子 15g，旱莲草 15g 以加强滋阴之功。

2. 兼头晕眼花，舌淡者加紫河车 15g，枸杞 15g 以养精血。

3. 兼热苔黄者加黄柏 10g 以清热。

4. 瘀甚经来腹痛有血块者加红花 10g，赤芍 12g，三七 10g 以加强化瘀之功。

5. 便溏者减熟地黄，加炒白术 15g，炒山药 20g，用以健脾除湿。

【方解】方中用六味地黄丸加菟丝子滋阴补肾以强生殖之本。《成方便读》云："此方大补肝脾肾脏，真阴不足，精血亏损等证。古人用补必兼泻邪，邪去补乃得力。故以熟地之大补肾脏之精血为君，必以泽泻分导肾与膀胱之邪浊为佐；山萸之补肝固精，即以丹皮能清泄厥阴、少阳血分相火者继之；山药养脾阴，茯苓渗脾湿，相和相济，不燥不寒，乃王道之方也。"黄芪、山药补后天脾气以养先天肾气。鸡血藤行血散瘀，补血养血，舒筋活络，为治妇人血瘀血虚和经脉不畅，络脉不和病证常用药。其合当归、熟地黄补肝血，养冲任，以充经血之源。其配伍丹参、桃仁、当归养血活血化瘀，以通胞宫胞络之滞。上药相配，共奏滋养肝肾、补脾活血之功。

【临床运用】本方主要用于治疗 ACA 引起的免疫性不孕，复发性流产。

【现代研究】六味地黄丸、菟丝子、黄芪在免疫方面的作用已在消抗助孕汤下阐述。相关文献载有：活血化瘀中药是体液免疫和细胞免疫有一定的促进和调节作用。当归对免疫和子宫有双相调节作用。丹参、鸡血藤、红花对已沉积的抗原抗体复合物有促进吸收作用。鸡血藤、桃仁和丹参均能扩张血管，增加血管血流量，改善微循环和血液流变性，有抗血栓形成，抗炎、抗过敏作用。其中鸡血藤对免疫系统有双相调节作用。丹参、当归能增强细胞免疫和体液免疫功能和抗过敏作用。

经较长时间的临床验证，本方用于治疗 ACA 引起的不孕不育确有很好效果，我们总结有《消抗地黄汤对反复自然流产抗心磷脂抗体的影响》一文，于 2009 年 5 月在《中国中医药信息杂志》发表。并以此进行科研课题研究，结果表明消抗地黄汤能促进子宫内膜生长发育，并改善子宫动脉血流，使血管阻力降低，血供增加，因此改善局部血循环。

化瘀消抗汤

【组成】生地黄 10g，当归 10g，赤芍 15g，川芎 10g，桃仁

10g，红花 10g，柴胡 10g，枳壳 10g，牛膝 10g，丹参 20g，菟丝子 25g，枸杞子 15g，马鞭草 20g，鸡血藤 30g，甘草 6g。

【功效】活血化瘀，疏肝清热。

【主治】用于气滞血瘀所致之痛经，闭经，不孕，滑胎，抗子宫内膜抗体阳性的平时调治。舌黯或有瘀点瘀斑，脉弦。

【加减】

1. 兼阳虚畏寒腹冷者去生地黄，加淫羊藿 12g，肉桂 6g，熟地黄 10g 以温肾阳。

2. 兼气虚气短舌淡者加黄芪 30g，党参 15g 以益气扶正。

3. 夹热口渴苔黄者加黄芩 10g 以加强清热之力。

4. 痛经较重者选加蒲黄 10g，五灵脂 15g，延胡索 15g，田三七 10g 以增强化瘀止痛之功。

【方解】气为血帅，血赖气行。肝郁之人易气滞，气滞日久则血瘀。方中四物汤、鸡血藤养血调经。桃仁、红花、丹参活血化瘀。丹参虽有参名，但补血之力不足，活血之力有余，为调理血分之首药。柴胡疏肝解郁升清。枳壳宽胸理气。牛膝活血行下，合柴胡一升一降以行全身气血。赤芍、当归、川芎化瘀止痛。血瘀日久易化热，配合生地黄、丹参、赤芍化瘀清热。马鞭草活血化瘀以治痛经、闭经。菟丝子、枸杞补肝肾，益精血。甘草和中，调和诸药。合而共奏血活瘀化，肝疏热清之效。

【临床运用】主要用于气滞血瘀型抗子宫内膜抗体导致的免疫性不孕、反复自然流产的平时调治，同时也用于子宫内膜异位症。

【现代研究】本方组成部分血府逐瘀汤具有改善微循环、改善血液流变学指标及血脂代谢、扩张周身血管，加大血流量，增强免疫功能，镇痛，抗炎等作用见膈下逐瘀汤条，方中马鞭草有消炎镇痛作用。菟丝子、枸杞子的增强免疫作用已在消抗助孕汤篇中论述。

临床实践证明，本方消除抗子宫内膜抗体有很好的疗效。我们以此方治疗 EmAb 阳性不孕患者 40 例，EmAb 转阴率：治疗组 80%，对照组 67.5%。治疗组明显高于对照组（$P < 0.05$），治疗组妊娠率 35%，对照组 10%。治疗组优于对照组（$P < 0.05$）。论文以《活血消抗汤治疗子宫内膜抗体阳性免疫性不孕 40 例》为题，发表于《中医杂志》2010 年 7 月第 51 卷第 7 期。

加味补中益气汤

【组成】黄芪 30g，人参 10 ~ 15g，白术 15g，当归 10g，升麻 10g，柴胡 10g，陈皮 12g，阿胶 12g，防风 10g，熟地黄 10g，甘草 6g。

【功效】补中益气，升阳举陷，止血调经。

【主治】脾虚气陷之免疫性不孕，经行感冒月经先期，月经过多，经期延长，崩漏，滑胎，经期产后发热等。伴神疲乏力，气短懒言，少腹及二阴下坠。舌淡，苔薄白，脉虚大无力。

【加减】

1. 兼热苔黄者加知母 10g 以清热。

2. 流产、滑胎加寿胎丸以保胎。

【方解】方中黄芪补中益气，升阳固表。人参大补元气，复脉固脱。白术、甘草健脾补中，配合黄芪、人参益气健脾，使脾强而气血生化源源不绝。当归养血和营，与黄芪合用，为当归补血汤。柴胡、升麻重在升阳举陷。陈皮理气,用之使全方补而不滞。阿胶补血固冲,为止血要药,熟地黄补肾补血。合玉屏风散增强卫气以固表。甘草和中调药。全方补脾气为主,兼益肝肾,固摄冲任,具益气升阳,调经止血之功。

【临床应用】用于脾虚气陷之多种免疫性不孕和免疫性反复中期自然流产(包括非免疫性、宫颈机能不全流产)、经前感冒、低热、月经不调、崩漏等。

【现代研究】大量研究证实,补中益气汤可促进细胞免疫,使虚寒胃痛和脾虚泄泻患者的淋巴细胞转化率上升,提高气虚小鼠外周血 T 细胞的百分率,脾细胞的 NK 活性,影响 T 细胞亚群(L3T4 和 LYt2)的消长,可作 B 细胞刺激激动剂,促进抗体的产生。对体液免疫呈双向调节作用,并能激活补体和巨噬细胞。补中益气汤对在体或离体子宫及其周围组织有选择性的兴奋作用,小量可以兴奋蛙的横纹肌和心肌。实验中有升麻、柴胡的制剂对动物的作用明显,去掉升麻、柴胡,其作用减小,且不持久。玉屏风散对细胞免疫和体液免疫功能均有一定促进作用,并有抗病毒及抗感染作用。熟地黄能提高免疫功能,对内分泌激素有促进作用,有补血功能。有人提出补中益气汤的现代免疫药理研究认为:补中益气汤对人体具有双向调节作用,对维持妊娠起重要作用的 HLA-DR 和 Tb1/Tb2 型细胞因子的平衡及 LCAM-1 等有着很好的调经作用。对封闭抗体缺失的反复自然流产患者 22 例给予补中益气汤治疗;免疫治疗组 29 例对照。结果示补中益气汤使 RSA 患者的 BE-Ab1、BE-Ab2 明显上升,并使 BE-Ab1、BE-Ab2 随着治疗次数的增加而逐渐上升,封闭抗体正常时妊娠成功率较缺失时明显上升,补中益气汤和免疫治疗 RSA 患者的临床疗效相近。

调经十全汤

【组成】熟地黄 12g，当归 10g，川芎 10g，白芍 10g，人参 10g，茯苓 10g，白术 10g，炙甘草 6g，黄芪 30g，肉桂 3g，香附 12g，益母草 15g。

【功效】益气补血，调养冲任。

【主治】免疫性不孕、流产，属气血两虚者。证见月经后延、量少或经色淡而质薄，或渐至经闭不行。面色萎黄，头晕眼花，气短心悸，倦怠食少。舌淡，脉细无力。

【加减】

1. 腰痛者加巴戟天 10g，杜仲 10g 以补肾壮腰。

2. 精血大伤见性欲淡漠、毛发脱落、阴道干涩、生殖器官萎缩者加紫河车 15g，菟丝子 30g，鹿角胶 10g，淫羊藿 10g 以大补精血。

3. 纳差食少者加砂仁 10g，炒谷芽 15g 以理气开胃。

4. 月经量少者加鸡血藤 30，阿胶 12g 以补血。

【方解】方中人参大补元气，安神益智，为补益肺、脾、心、肾之气的要药。白术、茯苓健脾渗湿。甘草补中和药。上四味相合为四君子汤，为补脾益气之方。当归、白芍养血和营。熟地黄滋肾补血。川芎活血行气，使熟地黄、当归、白芍补而不滞。上四味相配合四物汤，为养血调经之剂。黄芪为补中益气，升阳固表之要药，助四君子汤健脾益气而资气血生化之源；助四物汤补血运血，充养冲任而调经。肉桂温阳和营，助生发之气而通血脉。香附疏肝理气，和血调经。益母草养血调经，引当归、川芎、肉桂、香附至冲任、胞宫而促经潮。诸药相合共奏益气补血、活血调经之功。

【临床运用】用于抗精子抗体、抗心磷脂抗体、抗子宫内膜抗体、抗卵巢抗体、抗甲状腺自身抗体、抗透明带抗体所致之不孕不育，及封闭抗体缺失之反复流产以及月经不调、闭经等。

【现代研究】四君子汤、四物汤参照河车毓麟汤。黄芪、人参对细胞免疫和体液免疫功能均有显著的提高作用；益母草对细胞免疫有一定的促进作用，对体液有抑制作用，对 IgM、IgG、脾抗体形成细胞均有抑制作用，有抗变态作用。

膈下逐瘀汤

【组成】当归 10g，川芎 10g，赤芍 10g，香附 10g，桃仁 10g，红花 10g，乌药 10g，五灵脂 12g，枳壳 10g，延胡索 15g，牡丹皮 10g，甘草 10g。

【功效】活血化瘀，行气止痛。

【主治】属肝郁气滞血瘀之不孕，平时或月经期下腹疼痛、拒按，月经量少不畅，色黯有块，血块排出后痛减。胸胁胀闷，腹内癥瘕。舌质黯或有瘀点，脉弦。

【加减】

1. 有热见口苦苔黄、月经延长者加炒栀子 10g 以清热。

2. 腹痛日久不愈者选加三棱 12g，莪术 12g，马鞭草 30g，蒲公英 30g 以清热解毒，消癥散结。

3. 经期腹痛明显者加蒲黄 10g，血竭 6g 以增活血消瘀止痛之功。

4. 兼气虚倦怠者加黄芪 30g 以益气扶正。

【方解】方中当归养血活血以调经。川芎、赤芍、牡丹皮、红花、桃仁活血散瘀，清热消癥以治血分。乌药、枳壳、香附行气散结，调经止痛以治气分。再用五灵脂散瘀止痛。《本草经疏》谓："其功长于破血行血，故凡瘀血停滞作痛……血滞经脉，气不得行，攻刺疼痛等证，在所必用。"延胡索行气活血止痛。与五灵脂共同加强本方止痛之功；甘草调和诸药，与当归、白芍配合有缓急止痛之效。诸药合用，行气散瘀。气行则血活，瘀散则块消。气血畅通，通则不痛。

【临床应用】本方主要用治抗子宫内膜抗体所致之免疫性不孕，子宫内膜异位症。亦用之治慢性炎症包块，子宫或盆腔粘连，等属气滞血瘀者。

【现代研究】桃仁能抑制体液免疫，增强细胞免疫，促进血中免疫复合物消除，并有抗过敏作用。红花对细胞免疫、体液免疫均有增强作用。牡丹皮具有抑制免疫作用（见药物篇）。当归、川芎、赤芍等药理如少腹逐瘀汤条下所说。据研究表明桃仁、红花、丹参、甘草等对八种不同类型的实验性炎症具有抗炎作用，能降低毛细血管通透性、减少炎症渗出和促进炎症吸收等作用，能改善血液流变性，具有调节免疫功能，对沉积的抗原抗体复合物有促进吸收作用，能消除血中抗原，防止免疫复合物的产生。

少腹逐瘀汤

【组成】小茴香6g，干姜6g，延胡索10g，没药10g，当归10g，川芎10g，肉桂5g，赤芍10g，蒲黄10g，五灵脂10g。

【功效】活血祛瘀，温经止痛。

【主治】免疫性不孕。经期少腹疼痛而胀，拒按，经血有块，面色青白，肢冷畏寒，或月经后期而潮，平时少腹疼痛发凉。舌黯有瘀点，苔白，脉沉弦涩。

【加减】

1.痛甚而厥者加附子 10g，细辛 5g 以回阳散寒止痛。

2.兼气滞见少腹胀痛、经行不畅者加乌药 10g，香附 12g 以行气调经。

3.兼湿苔白腻者加苍术 10g，茯苓 10g 以除湿。

4.兼气虚倦怠少气者加党参 15g，黄芪 30g 以益气扶正。

【方解】方中肉桂、小茴香、干姜温经散寒，通达下焦，温暖冲任胞宫，此三味属温经散寒部分。当归养肝活血，调经止痛。川芎、赤芍活血祛瘀，止痛并可调经，此三味为活血化瘀调经部分。蒲黄配五灵脂活血化瘀止痛。延胡索辛散温通，活血行气止痛之功较强。《本草纲目》谓："延胡索行血中气滞、血中气滞……故专治一身上下诸痛，用之中的，妙不可言，盖延胡索活血化瘀，第一品药也。"没药活血祛瘀，行气止痛。与上三味相伍，止痛之力甚强。此四味属止痛部分。寒散血行，下焦胞宫气血通畅，自无疼痛之虞，更有种子之效。《医林改错·少腹逐瘀汤》说："此方治少腹积块疼痛……更出奇者，此方种子如神。"

【临床应用】本方主要用治抗子宫内膜抗体所致之免疫性不孕，也用于治子宫内膜异位症，盆腔包块，痛经，慢性盆腔炎等属寒凝瘀滞者。

【现代研究】当归能增强免疫功能，对细胞免疫和体液免疫均有增强作用，有抗变态反应作用。川芎能调节细胞免疫，抑制过敏反应。赤芍能增强细胞免疫功能，抑制皮肤过敏。肉桂能增强细胞免疫，抑制体液免疫。方中多数中药能改善血液流变性，有抑制血小板聚集和抗血栓形成作用，和对子宫有兴奋和抑制作用（见药物篇）。并对沉积的抗原抗体复合物有促进吸收作用。

加减龙胆泻肝汤

【组成】龙胆草 6g，当归 10g，生地黄 10g，黄芩 10g，车前子 10g，木通 10g，泽泻 10g，甘草 6g，柴胡 10g，黄柏 10g，椿根皮 15g，蛇床子 10g。

【功效】清肝泻火，除湿止带。

【主治】证属肝经湿热蕴结之不孕、带下量多，色黄或黄绿，质黏或有泡沫，气腥秽臭，阴肿阴痒。口苦，头痛，心烦易怒，胸胁或小腹作痛，小便短黄。舌红，苔黄腻，脉弦数。

【加减】

1. 胁、腹疼痛明显者加白芍 30g，川楝子 10g，延胡索 15g 以缓急止痛。

2. 大便干结者加大黄 6～10g 以泻热通便。

3. 带下恶臭者选加败酱草 20g，土茯苓 20g，半枝莲 20g，白花蛇舌草 20g 以清热解毒止带。

4. 赤带或月经量多者去黄芩，加栀子 10g，地榆炭 15g 以凉血止血止带。

【方解】方中龙胆草泻肝胆实火。合黄柏清下焦湿热；合黄芩清肝胆湿热。三药苦以燥湿，寒以清热。《药品化义》谓："胆草专泻肝胆之火……凡肝经热邪为患，用之神妙。"《神农本草经》谓黄柏"女子漏下赤白，阴伤蚀疮。"泽泻、木通、车前子清热利湿，使湿从小便去。生地黄、当归、柴胡疏肝养血，和血养阴。用之以防苦寒之品耗伤阴血，又可补血护肝，柴胡并且引诸药入肝胆经。甘草补中护胃，调和诸药。椿根皮清热燥湿，止血止带。蛇床子杀虫止痒止带。

【临床应用】本方适应于抗精子抗体、抗透明带抗体等导致的免疫性不孕症合并生殖道感染，如支原体、衣原体、细菌、霉菌、滴虫性阴道炎、宫颈炎及盆腔炎，属湿热蕴结型。

【现代研究】本方有抗炎、抑菌、抗过敏作用，能激活不同类型的免疫细胞，如促进 T 细胞释放巨噬细胞释放淋巴激活因子，刺激淋巴细胞转化，调节抗体产生，方可增强和调整机体免疫功能，有显著降血压、扩张血管、利尿作用。

炎痛消方

【组成】金银花 20g，连翘 20g，白花蛇舌草 20g，红藤 20g，丹参 20g，赤芍 15g，桃仁 10g，蒲黄 10g，冬瓜仁 15g，元胡 15g，椿根皮 15g，甘草 6g。

【功效】清热解毒，化瘀除湿。

【主治】湿毒蕴结之下腹疼痛拒按，口干尿黄，胸闷纳呆，或发热，或下坠，或带下量多，色黄，或赤白相兼，气秽，或不孕。舌红，苔黄或腻，脉弦数或滑数。

【加减】

1. 腹痛明显者选加五灵脂 15g，川楝子 12g 以增强化瘀止痛之功。

2. 大便干结者加大黄 6g 以活血通便。

3. 兼腹胀加枳实 10g 以理气。

【方解】方中金银花、连翘清热解毒，散结消肿。白花蛇舌草清热解毒，消肿利湿。红藤清热解毒，活血止痛。丹参、赤芍、桃仁活血化瘀。蒲黄、延胡索化瘀止痛。冬瓜仁清热利湿，排脓消肿。椿根皮清热燥湿，收敛止带。甘草调和诸药。诸药配伍，共奏清热解毒，活血化瘀，除湿止痛之功。

【临床运用】适应于抗精子抗体合并盆腔炎、宫颈炎、阴道炎等导致的免疫性不孕症，属湿毒蕴结型。

【现代研究】金银花能增强细胞免疫和体液免疫。连翘可抑制体液免疫，抑制抗体生成，能提高细胞免疫功能。白花蛇舌草能促进细胞免疫和体液免疫。红藤可增强小鼠腹腔巨噬细胞的吞噬作用和细胞毒作用，可促进细胞免疫功能。有学者研究，清热解毒利湿药知母、黄柏、蛇舌草、七叶一枝花、薏苡仁、金银花、败酱草等能促进网状内皮系统的吞噬能力。金银化、连翘、红藤、白花蛇舌草具有广谱抗菌作用。活血化瘀药具有消炎、降低毛细血管通透性、减少炎症渗出和促进炎症吸收等作用，与丹参能提高细胞免疫，促进体液免疫作用，赤芍、桃仁等活血化瘀配伍对沉积的抗原抗体复合物有促进吸收作用，能改善血液流变性，防止免疫复合物的产生。同时对子宫有兴奋和抑制作用。有抑制变态反应，镇痛作用（见药物篇）。

调经毓麟汤

【组成】益母草 15g，丹参 15g，熟地黄 15g，当归 12g，白芍 10g，川芎 10g，香附 12g，紫河车 15g，菟丝子 30g，枸杞子 15g，覆盆子 10g，茺蔚子 10g。

【功效】补肾养血，活血调经。

【主治】月经后期，量少，闭经及不孕，伴腰酸怕冷。舌淡红，苔白，脉弦细软。

【加减】

1.阳虚甚肢冷畏寒者选加淫羊藿 12g,仙茅 10g 或附片 6 ~ 10g 以温肾阳。

2. 腰痛加巴戟天 10g，杜仲 15g 以补肾壮腰。

3. 子宫偏小者加紫石英 30g 以温肾养胞。

4. 脾虚而倦怠便溏者加党参 15g，白术 10g 以健脾益气。

【方解】"经水出诸肾"，肾为生殖之本，精血之源。肝肾同源。紫河车血肉有情之品，擅补精血。《本草经疏》云："人胞乃补阴阳两虚药，有返本还原之功。"其合熟地黄、菟丝子、枸杞子更具补益精血之功。其合覆盆子、淫羊藿更有补益肾阳之效。资天癸之源以种子；四物汤补养肝血。地、芍能养五脏之阴，芎、归能益营中之气，阴阳调和而血自生。加入益母草、丹参、香附疏肝理气活血，畅经水之流以调经。源足则流畅。

【临床运用】本方主要用治肾气虚弱，肝血不足，气滞血瘀之月经不调、闭经及不孕。

【现代研究】补肾中药能增强下丘脑－垂体－卵巢性腺轴的功能，能改善神经－内分泌调节功能是诱发排卵的基础。补肾益精药中的菟丝子具有雌激素样活性，可使大鼠垂体前叶、卵巢、子宫重量增加、大鼠卵巢 FSH/LH 受体数目增加，能增加促黄体功能。淫羊藿能使阳虚证动物的子宫、肾上腺及胸腺重量明显增加，并能提高睾酮、雌二醇的水平。熟地黄、枸杞子有抗贫血、抗衰老作用，增强免疫功能。紫河车中含多种甾体激素，促性腺激素 A 和 B、催乳素、促甲状腺激素、催产素样物质以及多类免疫成分，包括胎盘球蛋白、多种抗体、干扰素等。有促进人体器官发育、增强机体抵抗力、抗过敏、抗感染等作用。(见药物篇) 四物汤和益母草、香附、丹参见加味益母草金丹篇。

补肾调经汤

【组成】熟地黄 15g，山药 10g，山茱萸 10g，枸杞子 15g，菟丝子 30g，杜仲 12g，当归 12g，白芍 10g，茯苓 10g，女贞子 15g，丹参 15g。

【功效】滋补肝肾，益精养血。

【主治】肝肾不足之内分泌失调所致月经量少，闭经和崩漏（血止后固本）、不孕、免疫性不孕、复发性流产。症见头晕耳鸣，腰酸膝软，阴道干涩。舌红，苔薄，脉沉细无力。

【加减】

1. 兼气虚而倦怠少气者加党参 15g 以益气。

2. 不孕症卵泡发育不佳、子宫内膜薄者加鹿角胶 12g，合五子衍宗丸以益精种子。

3. 子宫发育不良者加紫河车 15g，紫石英 30g 以补肾气，养精血。

4. 阴虚内热脉细数者加知母 10g，牡丹皮 10g，地骨皮 15g 以清虚热。

【方解】本方由左归丸加减而成。熟地黄滋阴补肾，填精益髓。山茱萸补养肝肾，并能涩精。山药补益脾阴，滋肾固精。茯苓健脾宁心，利脾湿以助山药养后天之本。枸杞子滋补肾精肝血。杜仲补肝肾，强筋骨治腰痛。菟丝子为固肾益精之要药。配合熟地黄等诸补肾药以补先天生殖之本。女贞子滋补肝肾之阴，以增全方滋阴之力。当归、白芍养肝血、敛肝阴，调养冲脉。丹参活血调经，配合当归补血调冲，于大队滋补药中，用其活血之功可防滞血。诸药相合共具滋补肝肾、益精养血之功。

【临床运用】本方临床用于不孕症，抗精子抗体、抗卵巢抗体、抗甲状腺抗体阳性所致之免疫性不孕，抗体降至正常或接近正常值后未妊娠者，用之巩固下降抗体并助孕和流产后调理。也用于闭经，功能失调性子宫出血血止后调治。多囊卵巢综合征，排卵障碍，黄体功能不健之月经不调，体外受精－胚胎移植（试管婴儿）失败者再次施术前的治疗。

【现代研究】补肾中药能增强下丘脑－垂体－卵巢性腺轴的功能。能改善神经－内分泌调节功能是诱发排卵的基础。补肾方药也直接作用于免疫功能，相关记载：左归丸能改善大鼠胸腺体积缩小，重量减轻，脾淋巴细胞对 Con-A 诱导的增殖反应减弱，减轻下丘脑－垂体－肾上腺（HPO）轴功能亢进，提高细胞免疫功能。当归、白芍、女贞子、何首乌、丹参等药均由增强免疫，调节免疫作用（见药物篇）。

温胞饮

【组成】土炒白术 30g，巴戟天 30g（盐水浸），人参 10g，炒杜仲 10g，炒山药 10g，补骨脂 6g（盐水炒），炒芡实 10g，菟丝子 10g（酒浸炒），肉桂 6g，制附子 1g。

【功效】补心脾肾，温阳暖宫。

【主治】不孕和免疫性不孕症，属脾肾阳虚者。伴月经后期，量少，闭经，头晕耳鸣，倦怠乏力，畏寒喜暖，下部冰冷，腰膝酸软，大便溏薄，带下清稀。舌淡，苔白，脉沉弱。

【加减】

1. 阳虚甚者酌情加附子至 10～15g，加强温心肾阳气之功。

2. 闭经日久加枸杞子 15g，参茸粉 5g（吞服）以补元气，益精血。

3. 月经量少加鹿角胶 12g，鸡血藤 30g，当归 10g 以补精血，活血。

4. 子宫发育不良者加紫石英 30g，紫河车 15g，熟地黄 15g 以温肾养胞。

【方解】白术益脾气而资化源。人参大补元气，能助白术益气血生化之源而充先天；助巴戟、菟丝子等益肾精而养后天；并助肉桂、附子益心气而通血气、胞脉。巴戟天、补骨脂补肾气而温阳。杜仲、菟丝子益肾、养冲任而补精。肉桂补命火而益心阳，温通经脉，引火归元。附子补肾阳而通心阳，温脾阳。山药补脾肾而滋阴，可防桂附之辛热而伤精气。芡实益脾肾而固任带。《傅青主女科》云："妇人有下身冰冷，非火不暖。交感之际，阴中绝无温热之气，人以为天分之薄也，谁知是胞胎寒之极乎。夫寒冰之地，不生草木，重阴之渊，不长鱼龙，今胞胎既寒，何能受孕……盖胞胎系于心肾之间，上系于心，而下系于肾，胞胎之寒凉，乃心肾二火之衰微也。"方用温胞饮治之。谓："此方之妙，补心而即补肾，温肾而即温心。心肾之气旺，则心肾之火自生，心肾之火生，则胞胎之寒自散。"

冯宗文教授认为：方中附子仅用三分，似嫌过轻。夫寒冰之地，若非离照当空，大地安能冰融回暖而草木生发？故而每将附子用至 10 ~ 15g 可冀春暖花开。

【临床运用】脾肾阳虚型抗精子抗体、抗子宫内膜抗体、抗心磷脂抗体、抗卵巢抗体之免疫性不孕，月经失调、闭经等。

【现代研究】方中山药对免疫功能和体液免疫有较强的促进作用；杜仲对细胞免疫具有双向调节作用；巴戟天、白术、人参、补骨脂增强免疫功能和调节免疫。附子对细胞免疫和体液免疫均有增强作用，并有强心镇痛等作用；肉桂对细胞免疫有增强作用，但对体液免疫有抑制作用，并有扩张血管、促进血液循环，增强冠脉流量，有抗血小板凝集、抗凝血酶、引起子宫充血等作用。温补肾阳还能增强生殖功能和机体发育（见药物篇）。

温补肾阳药大多具有提高肾上腺皮质激素和性激素的作用。有的能促进造血功能，有的能提高代谢功能，有的能调节免疫功能，有的能抗感染。

温阳毓麟汤

【组成】熟地黄 20g，山药 12g，枸杞子 15g，山茱萸 12g，杜仲 12g，肉桂 6～10g，附子 6～15g，菟丝子 30g，鹿角胶 12g，当归 10g，覆盆子 10g，车前子 10g，五味子 10g。

【功效】温肾种子，填精益髓。

【主治】肾阳不足之不孕、免疫性不孕、流产，月经后期，月经过少，崩漏，闭经等证。证见倦怠神疲，畏寒肢冷，腰膝冷痛，食少便溏，小便频数，带下清稀。舌淡，苔白，脉沉细无力。

【加减】

1. 便溏飧泄者加炒白术 15g、肉豆蔻 12g 以健脾止泻。

2. 夜尿多加乌药 10g，益智仁 10g 以温肾缩小便。

3. 免疫功能低下神疲气短者加黄芪 30g，人参 10g 以大补元气提高免疫功能。

4. 子宫发育不良者加紫河车 15g，紫石英 30g 以益精暖宫。

【方解】肾中元阳为人体阳气之原动力。阳虚寒凝，冲任不畅，滞于胞中，致经血不畅，宫寒不孕。熟地黄甘温，补肾填精。肉桂、附子、温补肾中元阳以祛寒。鹿角胶咸温，补督脉之精血而益肾阳。山茱萸、枸杞、菟丝子滋肾养肝,增强熟地黄补肾填精之功。五子衍宗丸固肾益精,为种子要药。杜仲补肝肾,强腰膝。山药健脾补肾。当归养血活血。上药合而具温肾壮阳、填精益髓,调经种子之功。

【临床运用】用于多种免疫性不孕不育,属肾阳不足,卵泡发育不佳,内分泌失调性不孕不育,月经不调、闭经、崩漏、多囊卵巢综合征等,也用于 IVF-ET 的调治。

【现代研究】本方组成部分之右归丸有促进性腺功能,能提高女性雌激素(E$_2$)水平,男性血清睾丸素(T)浓度。实验研究发现,右归丸对于大鼠卵巢生长、卵泡发育具有促进作用。能改善和调节 β 淋巴细胞的功能,促进体液免疫。可使免疫受抑大鼠缩小减轻的脾脏完全恢复甚至超过正常水平,增强细胞免疫功能。

养阴毓麟汤

【组成】熟地黄 15g,山茱萸 12g,山药 12g,鹿角胶 10g,龟甲胶 10g,覆盆子 10g,五味子 10g,菟丝子 30g,枸杞子 15g,女贞子 15g,旱莲草 15g,当归 10g,杜仲 15g,牛膝 10g,车前子 10g。

【功效】滋阴补肾,调经种子。

【主治】用于肝肾阴虚之不孕不育,证见月经先期,量多或量少,崩漏、闭经等。口干咽燥,耳鸣头晕,腰膝酸软。舌红,苔少,脉弦细数。

【加减】

1.阴阳两虚,舌淡黯者加淫羊藿 10g,紫河车 10g 以补阴益阳。

2. 体外受精 – 胚胎移植反复失败夹瘀者去五味子、旱莲草，加桃仁 10g，红花 10g。

【方解】本方由左归丸、二至丸、五子衍宗丸等组成。方中重用熟地黄滋阴补肾，填精补血，山药、山茱萸肝脾肾同补而涩精。鹿角胶咸温，补督脉之精血而补益阳气，有阳中求阴之意。龟甲胶，得阴气最足，滋补肝肾阴血，善补任脉。二者均为血肉有情之品，填补奇经，峻补精髓。二至丸滋补肝肾阴血。菟丝子、枸杞子、覆盆子、车前子、五味子为种子良方五子衍宗丸。菟丝子为固肾益精之要药，配合熟地黄等诸补肾药以补先天生殖之本。当归养肝血调冲脉。牛膝，补肝肾，强腰膝，活血祛瘀，并引药下行。诸药合用共具滋阴补肾，填精益髓之功。

【临床运用】用于不孕不育，包括免疫性不孕、反复自然流产、卵泡及子宫内膜生长不良、辅助生殖技术反复失败及月经失调、崩漏、闭经等。

【现代研究】左归丸能够显著提高体外培养小鼠早期胚胎各期的发育，有利于胚卵着床。能减轻、调节下丘脑 – 垂体 – 肾上腺（HPA）轴的功能亢进和提高细胞免疫功能。二至丸对细胞免疫和体液免疫功能均有促进作用，可使幼鼠胸腺、脾指数增加，脾淋巴细胞增殖反应增强，有抗变态反应作用。因此本方不但有提高内分泌作用，亦具有增强免疫功能作用（见药物篇）。

助育汤

【组成】熟地黄 20g，山茱萸 12g，枸杞子 15g，山药 12g，菟丝子 30g，阿胶 15g，桑寄生 15g，续断 15g，白芍 15g，黄芩

10g，砂仁 10g（打碎后下），当归 6g，苎麻根 15g，甘草 6g。

【功效】补肾养肝，助孕固胎。

【主治】主要用治肝肾不足之不孕不育、月经量少后期而潮。伴有头晕耳鸣，口干咽燥，腰痛膝软。舌红，苔薄，脉细软。

【加减】

1. 兼阳虚畏冷者去黄芩加淫羊藿 10g，紫河车 15g 以补肾阳，益精血。

2. 免疫性流产加紫河车 15g 以补精血，提高免疫功能。

3. 兼阴虚者加二至丸以滋养肝肾。

【方解】方中熟地黄补肝肾，益精生血。配入山药、山茱萸、枸杞子、桑寄生滋养肝肾生精补先天，加菟丝子补精以加强助孕固胎之功。阿胶、当归配熟地黄补血以养胎。白芍敛肝阴，养肝血以缓急止痛。黄芩、苎麻根清热固冲任安胎。大队补药中益入砂仁既有补而不滞之效，又有开胃安胎之功。全方补先天后，以助孕固胎。

【临床运用】用于肝肾不足之不孕不育，包括免疫性不孕、反复流产，用于排卵后和辅助生殖技术、胚胎移植后助着床。亦用于月经病。

【现代研究】现代研究补肾中药具有调节机体免疫功能。熟地黄、山茱萸、山药、枸杞子、菟丝子、续断、甘草等药有显著提高和调节机体免疫功能，增强和调节细胞免疫和体液免疫功能作用。白芍对细胞、体液免疫有双向调节作用，当归对细胞免疫、体液免疫均有增强作用，并有抗变态反应作用。本方能提高卵巢功能，促进内分泌激素的分泌（见药物篇）。

加味逍遥散

【组成】柴胡 10g，当归 10g，白芍 20g，白术 10g，茯苓 10g，甘草 6g，牡丹皮 10g，炒栀子 10g，夜交藤 30g，合欢皮 10g，香附 10g。

【功效】疏肝清热，种子安胎。

【主治】用于不孕胎漏，月经不调，伴情怀抑郁，紧张，胁痛或腹痛。舌红，苔黄，脉弦滑数。

【加减】

1. 崩漏出血多者加岗稔根 20g，旱莲草 15g 止血养阴。胎漏去茯苓、当归、合欢皮，用当归炭，加苎麻根 15g，生地黄 12g，阿胶 12g，黄芩 10g 以止血安胎。

2. 腹痛较重者白芍加至 30g，甘草加至 10g 以缓急止痛。

3. 大便秘结者加生首乌 15g 以润肠通便。

4. 腹胀者加砂仁 10g 以理气消胀。

【方解】妇女善郁，肝失疏泄，血失所藏可致不孕、月经失调、胁痛、胎漏下血。方中柴胡疏肝解郁。当归、白芍养血柔肝。白术、甘草健脾和中。炒栀子清三焦郁火并能止血。丹皮、生地黄凉血养阴。香附疏肝理气，合欢皮悦心忘忧，夜交藤安神。诸药合而具疏肝解郁健脾。清热调经助孕功效。

【临床运用】主要用于月经不调，不孕包括免疫性不孕，免疫性反复流产属肝郁化火、冲任不固者以及 IVF-ET 失败后情怀抑郁、紧张、胁痛、失眠者的调治。

【现代研究】逍遥散有抑制中枢神经系统、保肝以及类雌激素样作用，可使动物子宫重量增加，加味逍遥散能改善慢性甲状腺炎患者临床症状，可促进血清减低的 T4 和升高的 β-TSH

逐渐恢复。有人设立肝郁证动物模型，选用溶血素、自身淋巴细胞转化率、白细胞介素 2 为指标，检测动物的免疫功能。结果提示肝郁证模型表现免疫力低下。而疏肝解郁方剂逍遥散对此有一定的改善作用，还具有镇静、抗焦虑、抗抑郁、保肝、抗炎等作用。借助心理、神经、免疫学的理论分析认为免疫异常，免疫力低下是肝郁证的重要发病环节，是神经 - 内分泌 - 免疫网络失调的结果。黄芩、栀子有良好的止血抗菌药效。

加味益母胜金丹

【组成】益母草 15g，丹参 15g，熟地黄 15g，当归 15g，白芍 12g，川芎 10g，香附 12g，茺蔚子 10g，白术 10g，桃仁 10g，牛膝 10g。

【功效】养血活血，理气调经。

【主治】血虚血滞、气血失和之月经失调及免疫性不孕。症见月经后期，量少，色淡暗，或痛经、闭经。舌淡黯，苔薄，脉弦软。

【加减】

1. 兼阳虚冷肢畏寒者加仙茅 10g、淫羊藿 10g 以温肾阳。

2. 经期腰痛腹胀加乌药 10g 以理气。

3. 血行不畅加红花 10g 以活血通脉。

4. 兼热而口渴脉数者，加牡丹皮 10g，栀子 10g 以清热。

5. 兼气虚而气短者加党参 15g 益气。

【方解】方中当归甘辛温润，补血养肝，和血调经。熟地黄甘温味厚，补益肝肾，滋阴养血。白芍苦酸微寒，养血柔肝，和营敛阴。川芎辛温走窜，活血，行血中之气。丹参味苦微寒、益母草辛苦微寒，二者合茺蔚子、桃仁活血化瘀，调经清热。气为血帅，气行则血行。香附理气调经。牛膝活血通经，引血（引热）下行。白术健脾气，以助气血生化。诸药合奏养肝血，健脾气，调理冲任气血之功。

【临床应用】用于治疗多种免疫性不孕不育、月经失调、闭经、痛经等血虚血滞、气血失和者。

【现代研究】方中四物汤对细胞免疫反应有较明显的促进作用，在体液免疫功能方面有抑制作用，具有调节机体免疫功能的作用。益母草能促进胸腺细胞（T淋巴细胞）增殖，促进细胞免疫和体液免疫功能和抗变态反应。丹参能抑制非特异性免疫功能，促进细胞免疫和体液免疫功能，能抑制迟发型超敏反应，能抑制肥大细胞颗粒，减少循环免疫复合物的产生，有抗炎作用（见药物篇）。四物汤能调节子宫肌活动，有降低子宫肌强力和抑制子宫收缩作用，有补血作用，增强造血细胞的功能，有抗凝、抗血栓作用，可改善微循环，有免疫调节作用，调节自由基代谢而延缓衰老的作用。

安胎固冲汤

【组成】熟地黄10g，生地炭10g，阿胶12g（烊化），白芍25g，艾叶炭10g，黄芩12g，桑寄生15g，续断15g，菟丝子25g，苎麻根15g，山茱萸15g，甘草6g。

【功效】补肾养血，安胎止血。

【主治】用于胎漏、胎动不安、滑胎之妊娠期出血，小腹隐痛，腰酸，头晕倦怠。舌淡红苔黄，脉滑无力。

【加减】

1.舌苔黄，脉滑数者酌加黄连 6g 以清热安胎。

2.出血不多，腹痛者加当归炭 10g，白芍加至 30g，甘草加至 10g 以养血缓急止痛。

3.舌苔少津，口渴者加选女贞子 15g，旱莲草 15g 去艾叶炭以滋阴止血。

4.倦怠气短，脉虚苔白者酌加黄芪 30g，党参 15g，白术 12g，去黄芩以益气健脾摄胎。

5.血止后，B 超提示宫内液性暗区者，去苎麻根、生地炭，加当归 10g。在止血的同时以活血。

【方解】熟地黄、白芍补肝血、敛肝阴以养胎。阿胶、山茱萸、艾叶炭养血固冲止血。《神农本草经》谓：阿胶"主心腹内崩……腰酸痛，四肢酸痛，女子下血，安胎"。生地炭、黄芩、苎麻根清热安胎止血。《医林纂要》："孕妇两三月后，相火日盛，血益热，胎多不安。苎麻根甘咸入心……此安胎良药也。"菟丝子、续断、桑寄生、熟地补肾益精，固胎止腰痛。甘草和中，合白芍缓急止腹痛。诸药合而共奏补肾精，养肝血，安胎止血之功。

【临床运用】用于抗精子抗体、抗心磷脂抗体、抗子宫内膜抗体、抗卵巢抗体、抗透明带抗体、抗甲状腺抗体、封闭抗体阴性之免疫性反复流产、非免疫性流产妊娠期出血，属肝肾不足、冲任不固证。临床实践证实：安胎固冲汤能有效治疗血虚肾虚型黄体功能不足的早期先兆流产，明显改善临床症状、升高孕妇血清人绒毛膜促性腺激素、血清孕酮、血清雌二醇的水平。冯师指出：本方主要用于肝肾不足、冲任不固之胎漏、胎动不安出血。其适应证辨证要点为妊娠，阴道少量下血，腰酸或腹痛，舌淡红，脉细滑无力。

【现代研究】方中寿胎丸有抑制子宫平滑肌收缩活动，加强垂体－卵巢促黄体功能以及雌激素样活性。可防治习惯性流产，方中地黄、菟丝子、白芍、甘草等具有提高免疫功能和调节免疫作用，艾叶炭、苎麻根有明显止血作用，黄芩有清热安胎作用（见药物篇）。

消抗固胎汤

【组成】熟地黄 12g，生地黄 12g，菟丝子 30g，山茱萸 15g，续断 15g，桑寄生 15g， 阿胶 12g，山药 12g，茯苓 10g，牡丹皮 10g，黄芩 12g，丹参 15g，当归 10g，黄芪 30g，甘草 6g。

【功效】补肾活血，清热固胎。

【主治】用于免疫性不孕妊娠后腰酸、口干咽燥，或阴道少量出血。舌红或黯，苔薄黄，脉细滑或细滑数。

【加减】

1. 阴虚较甚口干咽燥、舌红少苔者加女贞子 15g，旱莲草 15g，去当归以加强滋阴之功。

2. 腹痛者加白芍 15 ~ 30g 以缓急止痛。

3. 热重苔黄、口苦者加黄柏 10g，知母 10g，去黄芪以加增清热之功。

【方解】方中六味地黄去泽泻以滋阴补肾、养肝、扶脾，以强生殖之本。寿胎丸补肾养血、固肾安胎。黄芪益气以固胎，为补中益气要药，脾气健则能摄胎。黄芩清热安胎。当归、丹参养血活血以养胎。甘草和中缓急。全方滋养肝肾，益气健脾，以固胎元；清热、活血以养胞胎。

【临床运用】主要用于抗精子抗体、抗心磷脂抗体、抗子宫内膜抗体、抗透明带抗体之免疫性反复流产属阴虚血瘀者。如果有流产先兆者，可先用安胎固冲汤安胎止血。止血后再用本方，直至胎儿稳固后停服。

【现代研究】六味地黄汤对免疫功能的研究见消抗助孕汤篇。续断有免疫增强作用，促进子宫发育作用。丹参、当归具有提高免疫、抗变态反应、活血抗炎作用，有明显抑制血小板凝集和抗血栓形成作用，可清除血液中已沉积的抗原抗体复合物，并防止免疫复合物产生（见药物篇）。

固本培育汤

【组成】黄芪 30g，人参 6～10g，白术 20g，山药 30g，炙甘草 5g，熟地黄 25g，山茱萸 15g，枸杞子 15g，菟丝子 30g，杜仲 15g，续断 15g，白芍 15g，砂仁 10g（打碎后下）。

【功效】脾肾双补，培育固胎。

【主治】用于胎动不安、滑胎伴有倦怠乏力，或纳少便溏，腰痛膝软。舌淡红，苔白，脉滑细无力。

【加减】

1. 阳虚畏冷者加淫羊藿 10g，紫河车 15g 以补肾阳，益精血。

2. 兼热口渴苔黄者加黄芩 10g 以清热安胎。

3. 兼瘀血舌黯者加丹参 15g，当归 10g 以活血固胎。

【方解】方中人参大补元气，补益五脏，阴阳气血兼补。白术、甘草、山药健脾益气补后天，再加黄芪补气以加强摄胎之力。熟地黄补肝肾，益精生血。配入山茱萸、枸杞子、杜仲、续断益肾生精补先天，复加菟丝子补精以加强固胎之功。当归配黄芪、熟地黄补血以养胎。白芍敛肝阴，养肝血以缓急止痛。大队补药中益入砂仁既有补而不滞之效，又有开胃安胎之功。全方补先后天以安胎固胎。

【临床运用】用于复发性流产，免疫性流产，封闭抗体不足反复流产、子宫畸形性流产以及体外受精－胚胎移植多次流产，妊娠后无论有无流产先兆，辨证属于脾肾两虚，胎元不固者均应及时服用本方超过以往流产时间 2 周，血 HCG、P、B 超等复查在正常范围可停药。

【现代研究】研究表明菟丝子、炒杜仲、续断等药物不仅能调节母体的免疫功能，使母胎界面的封闭效率提高，增强母体对胚胎的免疫保护作用，还可能使孕妇外周血血清 PRL、E_2、P 水平增加。方中黄芪、人参、白术、山药、炙甘草均有提高免疫功能作用。熟地黄、白芍、山茱萸、枸杞子、菟丝子、杜仲、续断等具有提高细胞免疫、体液免疫功能，有抑制体液免疫作用，具有调节、促进免疫功能作用和增强生殖激素等作用（见药物篇）。

加减泰山磐石散

【组成】人参 10g，黄芪 30g，白术 12g，当归 10g，续断 15g，白芍 10g，熟地黄 12g，炙甘草 6g，砂仁 10g，黄芩 10g，菟丝子 30g，桑寄生 15g，阿胶 12g，苎麻根 15g。

【功效】益气养血，补肾安胎。

【主治】用于胎动不安、滑胎，伴腰酸腰痛，眩晕倦怠，气短心悸，常伴面色㿠白或萎黄。孕前月经量少，迟至。舌淡，苔薄，脉细弱。

【加减】

1. 心悸失眠加酸枣仁 15g，夜交藤 30g 以养心安神。

2. 形寒肢冷者去黄芩，加淫羊藿 10g 以温阳。

3. 恶心呕吐加法夏 10g，生姜 10g 以和胃止呕。

【方解】方中以人参、黄芪、白术、甘草益气健脾以固胎，当归、熟地黄、白芍补益肝血以养胎，续断补益肝肾、砂仁调和胃气以安胎。黄芩清热、白术健脾同为安胎要药。减去川芎防其辛窜动血。用苎麻根清热安胎以防胎漏下血。补益气血,摄养胎元固然重要,然肾为生殖之本,益肾气以固胎元更不可忽略,因而合寿胎丸补肾固胎。诸药合用,使气血得充,胎元得养;肾气得补,胎元得固。

【临床运用】各种免疫性流产、包括封闭抗体不足反复流产及非免疫性流产,体外受精 – 胚胎移植多次流产属脾肾不足、气血两虚证。适应证辨证要点: 反复流产, 倦怠气短, 心悸腰酸, 舌淡, 脉细滑无力。也用排卵后和体外受精胚胎移植后之助孕。

【现代研究】方中四君子汤、四物汤和人参、黄芪的免疫方面研究（见河车毓麟汤）。菟丝子、续断、甘草、黄芩等具有提高免疫和调节免疫功能。八珍汤能促进急性贫血的血细胞再生,表现在网状红细胞的转变成熟过程。

各家相应经验方

滋肾抑抗汤

【组成】干地黄 10g, 赤芍 10g, 炒当归 10g, 白芍 10g, 怀山药 10g, 山茱萸 10g, 牡丹皮 10g, 生蒲黄 5g, 钩藤 15g, 苎麻根 15g。

【功效】滋阴降火,调肝宁神。

【主治】阴虚火旺型抗精子抗体增高之免疫不孕,症见月经先期或周期正常,量偏少或多,色红,头晕耳鸣,烦躁口干,腰腿酸软,舌红苔黄,脉细弦数。

【加减】兼湿热伴少腹痛,带下量多,色黄白质黏稠者加败酱草、薏苡仁各 15g, 碧玉散 10g, 炒黄柏 6g 等;兼心肝郁火,伴胸闷烦躁，情绪忧郁，经前乳房胀痛者，加入炒柴胡 5g，黑栀子 9g，合欢皮 2g，绿萼梅 3g；兼脾胃薄弱伴大便溏腹胀矢气者，上方去当归、地黄、加炒白术 10g，砂仁（后下）3g，煨木香 5g。排卵期加续断 10g，菟丝子 10g，鹿角片（先煎）10g。

助阳抑抗汤

【组成】黄芪 15g，党参 15g，鹿角片 15g，丹参 10g，赤白芍各 10g，茯苓 10g，川断 10g，山楂 10g，五灵脂 9g。

【功效】补肾健脾，温阳化瘀。

【主治】阳虚瘀浊型抗精子抗体增高之免疫性不孕，证见婚后 2 年不孕不育，月经后期或正常，量色一般，腰腿酸软，神疲乏力，下腹凉感，小便清长或频数，脉细，舌淡红苔薄白腻。

【加减】兼脾胃薄弱伴脘腹胀、痞，大便溏泻者，加炒白术 10g，砂仁（后下）5g，炮姜 5g。

【效果】用以上二方共治疗本病 50 例，AsAb 转阴 36 例（其中妊娠 17 例），好转 8 例，无效 6 例。［夏桂成．辨治免疫性不孕症 50 例．中国医药学报．1990.5（6）：26.］

【方剂来源】夏桂成.不孕不育与月经周期调理.人民卫生出版社.

助孕Ⅰ号丸

【组成】熟地黄，女贞子，当归，甘草，金樱子，桃仁，菟丝子等。

【功效】滋肾养血，活血化瘀。

【主治】肾阴虚血瘀型抗精子抗体增高之免疫性不孕。

助孕Ⅱ号丸

【组成】淫羊藿（仙灵脾），党参，丹参，甘草，金樱子，赤芍，菟丝子等。

【功效】补肾益气，活血化瘀。

【主治】肾阳虚血瘀型抗精子抗体增高之免疫性不孕。

【效果】以上二方共治疗女性62例，AsAb转阴40例，妊娠16例；治疗男性29例，转阴17例，配偶妊娠10例。［助孕Ⅰ号丸、Ⅱ号丸治疗血清抗精子抗体阳性患者的临床研究 . 新中医，1996（8）：46.］

【方剂来源】罗颂平，张玉珍，梁国珍 . 免疫性自然流产与免疫性不孕的临床与实践研究 . 中医杂志，1997（6）.

【编者按】作者认为免疫性不孕是由冲任损伤而致，冲任由肾所主，故有不同程度的肾虚，肾精亏损或肾阴不足是病之本。而热灼精血或血滞不行是病之标，故治宜分辨阴阳。阳气不足者，温运阳气；阴精不足者，滋养肾精，这是治本之法。兼有血瘀，则佐以活血化瘀，以消抗体，达到助孕之目的，选药组方则取菟丝子、金樱子平补肾之阴阳，固精益气以培本。偏阴虚证则配熟地黄、女贞子以养阴，当归以养血；偏阳虚证配淫羊藿、党参以补气助阳。并用丹参、赤芍活血化瘀，甘草益气和中，有助消除抗体。临床验证，助孕Ⅰ号丸、Ⅱ号丸在消除AsAb方面有较好的疗效，有效率均达到90%以上，妊娠率29.0%，且未见不良反应。然未给出主治证候。

化湿消抗体汤

【组成】萆薢12g，赤芍15g，牡丹皮12g，红藤30g，土茯苓15g，忍冬藤15g，车前子10g，生甘草4.5g，薏苡仁30g，金银花 12g，连翘 9g 等。

【功效】清热利湿，解毒助孕。

【主治】抗精子抗体阳性之免疫性不孕。证见带下增多，质稠且厚，小腹疼痛，大便秘结，口中黏腻，舌红苔黄腻，脉濡数。

【加减】带下增多加椿根皮 15g，白槿花 15g；大便秘结加生大黄（后下）9g；口中黏腻加川黄连 3g，川厚朴 9g。

【方解】方中红藤、萆薢、薏苡仁、车前子、金银花、连翘、土茯苓清热解毒利湿；赤芍药、牡丹皮活血化瘀；生大黄疏通肠道，推陈致新，泻热解毒以有利于炎症的消散；忍冬藤、金银花、生甘草清热解毒，是消除精子抗体的要药，另甘草调和诸药。药理研究薏苡仁能抑制体液免疫。

【治疗方法】水煎，一日一剂，90 天为 1 个疗程，可用 1 ~ 2 个疗程。

【效果】李祥云化湿消抗体汤治疗免疫性不孕不育 30 例。治疗 AsAb 30 例，治愈 9 例，好转 16 例，无效 5 例，总有效率 83.33%。［上海中医杂志，2002，22（5）：26.］

【方剂来源】李祥云，李俊箐．不孕与不育的中西医治疗．上海中医药大学出版社．

【编者按】现代研究清热解毒类中药和活血化瘀类中药可治疗生殖道炎症，抑制免疫反应。本方由清热解毒、利湿活血药组成，用以治疗湿热型抗精子抗体阳性不孕，颇为对证。

滋肾消抗汤

【组成】生地黄 10g，熟地黄 10g，山茱萸 10g，当归 10g，赤白芍 10g，怀山药 12g，牡丹皮 10g，菟丝子 12g，女贞子 15g，枸

杞子 15g，龟甲 12g（先煎），鳖甲 12g（先煎），生甘草 10g，白
蒺藜 12g，苎麻根 15g，茺蔚子 10g。

【功效】滋补肝肾，益精消抗助孕。

【主治】肝肾阴虚型抗精子抗体增高或抗透明带抗体阳性之
免疫性不孕。证见月经先期、色红，量多或少，头晕耳鸣，口干
咽燥，腰酸膝软，或五心烦热，舌红苔少，脉细数。

【加减】阴虚火旺、午后潮热者加知母、黄柏各 12g；口干
咽燥甚者加沙参 15g，玄参 12g，麦冬 12g；兼肝郁化热、胸闷烦躁、
乳房胀痛者加柴胡 8g，黑栀子 10g，钩藤 12g（后下），绿萼梅 5g。

【方剂来源】程泾．实用中西医结合不孕不育诊疗学·女性免
疫学不孕．中国中医药出版社．

【编者按】现代研究六味地黄丸有增强细胞免疫和功能作用，
可提高小鼠腹腔吞噬功能，本方以之为主，其他滋阴药如生地黄、
生甘草、白芍、牡丹皮、龟甲、女贞子、山茱萸、鳖甲既可抑制
免疫亢进，又可增强免疫，其他如当归、生甘草、白芍、枸杞子
等均可调节免疫作用。阴虚火旺者多为免疫功能亢进，加入知母、
黄柏以滋阴降火，可抑制免疫反应。故用于抗精子抗体增高或抗
透明带抗体阳性有良效。

温肾消抗汤

【组成】党参 15g，白术 12g，黄芪 30g，当归 10g，炒白芍
10g，肉苁蓉 15g，鹿角片 12g（先煎），菟丝子 15g，制黄精 15g，
枸杞子 12g，丹参 18g，淫羊藿 15g，炙甘草 10g，茺蔚子 10g。

【功效】温肾健脾，活血消抗助孕。

【主治】脾肾阳虚型抗精子抗体增高之免疫性不孕。证见月

经后期，量少色淡，头晕耳鸣，腰膝酸软。或下腹感凉，神疲乏力，大便易溏，小便清长或频数。舌淡红有齿痕，苔白，脉细无力等。

【加减】虚寒较甚、下腹冷痛、四肢不温者加淡附片6g，肉桂6g，补骨脂12g，仙茅12g；肾阳失固、小便清长或频数者加覆盆子15g，益智仁10g，桑螵蛸12g，怀山药15g，乌药10g；腰痛似折者，加杜仲15g，狗脊12g。

【方剂来源】程泾.实用中西医结合不孕不育诊疗学·女性免疫学不孕.中国中医药出版社.

【编者按】本方为《景岳全书》毓麟珠加减而成。方中四君子汤、黄芪健脾益气，能增强细胞免疫功能；四物汤、枸杞子、菟丝子补益肝血肾精，不仅能促进细胞免疫，而且能抑制体液免疫。其他如淫羊藿、鹿角片温肾阳，丹参、茺蔚子活血化瘀，消抗调经，具有调节免疫功能作用。临证随证加减，于是证确有佳效。

消抗灵Ⅰ号

【组成】党参、黄芪、熟地黄、山药、山茱萸、杜仲、女贞子、枸杞子、白芍、垂盆草、鱼腥草、连翘、甘草等。

【功效】补脾益肾，清热解毒。

【主治】抗精子抗体、抗子宫内膜抗体、抗卵巢抗体、抗心磷脂抗体增高之免疫性不孕。证见婚久不孕，月头晕耳鸣，腰酸膝软，精神疲惫，夜尿频多，面色晦暗，月经不调，经量多或少，舌淡，苔薄，脉沉细，两尺尤甚。

【方解】党参、黄芪、熟地黄滋肾填精，健脾益气，扶助正气为君；山药、山茱萸补脾益肾固精；杜仲补肝肾又温肾阳；女贞子、枸杞子滋补肝肾，益精养血；白芍滋养阴血，共为臣药。

垂盆草、鱼腥草、连翘为佐药，清热解毒以消除抗体。甘草调和诸药，清热解毒为使药。治疗前期，以"祛邪"为要，重用清热解毒之药；后期当以"扶正"为主，减轻清热解毒的剂量免伤正气。

动物实验研究表明消抗灵 I 号方可抑制模型小鼠 Th1 型细胞因子分泌，促进 Th2 型细胞因子分泌，可抑制特异性免疫，恢复巨噬细胞系统和淋巴细胞功能，解毒 T 细胞的刺激作用，减弱甚至消除体内异常的免疫反应，从而使 1L-2 抗体下降。降低模型小鼠 Fasl 的表达，同时使 Fas/Fsal 介导的活化诱导的细胞凋亡机制恢复平衡协调，从而起到消除抗体的作用。因此，消抗灵 I 号可通过对免疫因素的调控作用，消除相关抗体，提高妊娠率。

【效果】治疗免疫不孕 45 例，消抗灵 I 号明显提高 AsAb、EmAb、AoAb、AcAb 四项抗体的转阴率，显著优于西药对照组。

【方剂来源】刘岩."扶正祛邪"治疗免疫性不孕的临床研究.黑龙江中医药大学.

【编者按】本方系作者导师韩延华经验方，功效是补益脾肾，清热解毒。然主治中未提出热毒证候。以药测证，应伴有或口渴，或腹痛，或带下黄稠，苔黄等，可能为疏漏而然。

化瘀补肾助孕法

【常用药】丹参、桃仁、红花、当归、桑椹、巴戟天、仙茅、鹿角片、枸杞子、淫羊藿、肉苁蓉、菟丝子等。

【功效】活血化瘀，补肾助孕。

【主治】肾虚血瘀型抗卵巢抗体阳性之免疫性不孕。证见月经稀发，量少，色暗，闭经，腰膝酸软，头晕耳鸣，性欲低下，阴道干涩，健忘失眠，舌质紫暗。

【加减】伴胸闷烦躁,两胁作胀者加柴胡、佛手;伴失眠健忘,时而心慌者加桂圆肉、百合;伴乏力,易感冒,体质虚弱者加黄芪、刺五加。

【方剂来源】王明闯,张菲菲,王忠民.化瘀为主辨治抗卵巢抗体阳性不孕经验〔J〕.世界中西医结合杂志,2013,11(8).

化瘀益脾助孕法

【常用药】丹参、桃仁、红花、鸡血藤、莪术、黄芪、人参、怀山药、白扁豆、白术、枸杞子、淫羊藿、肉苁蓉、菟丝子等。

【功效】活血化瘀,益气健脾。

【主治】脾虚血瘀型抗卵巢抗体阳性之免疫性不孕。证见闭经,或月经稀少,经色紫暗,舌质暗红,并伴四肢乏力,劳则加重,精神疲惫,食欲不振,大便不实,面色不华,性欲低下,心慌气短,动则出汗等。

【加减】伴胸闷,两胁不适者加柴胡、香附;伴腰膝酸软、肢体不适者加川断、杜仲;若舌质暗或有瘀点多者重用丹参,加当归。

【方剂来源】王明闯,张菲菲,王忠民.化瘀为主辨治抗卵巢抗体阳性不孕经验〔J〕.世界中西医结合杂志,2013,11(8).

清热利湿,养血活血方

【组成】茵陈15g,青蒿15g,制大黄12g,栀子6g,炒黄芩12g,当归9g,赤芍12g,白芍12g,益母草18g,甘草6g。

【功效】清热利湿,养血活血。

【主治】磷脂抗体及ABO血型抗体阳性之反复自然流产。(但未见列出临床证候)

【服法】ABO 血型抗体阳性者于孕前开始服药，每天 1 剂，直至孕晚期。

【效果】用本方配合阿司匹林治疗磷脂抗体阳性 8 例，ABO 血型抗体阳性 4 例。在治疗过程中，磷脂抗体及 ABO 血型抗体水平呈明显下降。妊娠后磷脂抗体及 ABO 血型抗体水平于妊娠后再度升高，但经继续治疗后又呈明显下降。

【方剂来源】李大金，等.免疫异常增高型反复自然流产的中西医结合治疗.中国中西医结合杂志，1997，17，7.

【编者按】本方栀子、黄芩、茵陈、青蒿、大黄有清热利湿解毒退黄之功。其中大黄配甘草可对抗 A、抗 B 抗体有较强抑制作用，益母草祛瘀生新，动物实验有明显消除抗 A、抗 B、抗 D 抗体作用。其与养血活血之当归、赤芍、白芍配伍，亦具有消除磷脂抗体，改善子宫血液循环，消除胎盘梗死等良好作用。故本方用于治疗上述有良效。

补肾益气清热法

【常用药】桑寄生、川断、杜仲、菟丝子各 12g，党参、炒白术、苏梗各 6g，炒白芍 9g，黄芩 15g。

【功效】补肾益气，清热安胎。

【主治】封闭抗体阴性之复发性流产。（但未列出临床证候）

【服法】水煎，1 日 1 剂，1 个月为 1 个疗程，一般服 1～2 个疗程，约至孕 3 月或超出以往流产孕周。

【效果】108 例中保胎成功率为 90.74%，其中封闭抗体低下的先兆流产和反复自然流产保胎成功率分别为 91.11%、88.10%。治疗前检测母体血封闭抗体，封闭缺失而用该方保胎成功者，治疗后封闭抗体的三项指标：封闭效应（BE）抗独特抗体（A1A）和细胞毒抗体（CTA）明显低下者均明显上升，与治疗前差异显著。

【方剂来源】归绥琪，许钧，俞而概，曹仙玲，李大金．封闭抗体缺失性自然流产的中药治疗．上海医科大学学报．1997.

【编者按】方中桑寄生、川断、杜仲、菟丝子有补肾安胎之功；党参、白术健脾益气安胎；苏梗理气和中，白芍养肝柔肝，黄芩清热安胎，与白术相配为"安胎圣药"。其中补肾精益脾气等药有调节免疫、提高免疫功能，提高封闭抗体效应作用，促使母体对胚胎免疫保护作用加强，抑制母体对胚胎的免疫损伤而保胎成功。

女性免疫性不孕常用中成药

知柏地黄丸

【功效】滋阴降火，可用于治肾水不足，阴虚火旺之多种免疫性不孕症。包括抗精子抗体、抗心磷脂抗体、抗甲状腺抗体、抗卵巢抗体、抗透明带抗体等阳性不孕症，可抑制免疫，消除抗体。用法：蜜丸剂，每次6g，每日2～3次，早晚空腹用温开水送服。

六味地黄丸

【功效】滋阴补肾。可用于肾阴亏虚之各种免疫性不孕不育。现代研究证明该药之方（方剂学）可提高体液免疫和细胞免疫功能。用法：蜜丸剂，用法如知柏地黄丸。

左归丸

【功效】滋阴补肾，填精益髓。可用于肾阴亏虚之多种免疫性、内分泌失调之不孕不育以及 IVF–ET。现代研究证明该药之方可提高细胞免疫功能，减轻下丘脑 – 垂体 – 肾上腺功能亢进。用法如知柏地黄丸。

右归丸

【功效】温补肾阳，填精补髓。可用于肾阳不足之多种免疫性、内分泌失调性不孕症。现代研究证明该药之方有促进体液免疫、增加细胞免疫功能和提高雌二醇、促进卵泡生长发育作用。用法如上。

补中益气丸

【功效】补中益气，升阳举陷。可用于脾气虚弱之免疫性不育。现代研究证明该药之方可促进细胞免疫和体液免疫作用。用法如上。

人参养荣丸

【功效】益气补血，养心安神。可用于治气血虚弱之免疫性不孕不育。本药由四君子、四物汤、黄芪等药组成，具有增强和调节免疫功能作用。用法如上。

人胎盘粉

【功效】补肾益精，养血益气。可用于肾精、气血不足免疫性、内分泌失调之不孕不育。本品中胎盘球蛋白含多种抗体，在临床上长期采用于被动免疫，与所含之多酶系统可增强机体抵抗力，具有增强和调节免疫功能作用。胎盘中含有促性腺等多种激素，可促进女性生殖器官的发育等。装入胶囊，每次 1 ~ 1.5g，每日 2 ~ 3 次，早晚用温开水或淡盐水吞服。

龙胆泻肝丸

【功效】泻肝胆火，清利湿热。可用肝胆湿热、盆腔、阴道炎症免疫亢进之抗精子抗体阳性之不孕症。现代研究证明该药之方有抗炎、抗过敏、抑菌、利尿等作用，能激活不同类型的免疫细胞，调节抗体产生，可以增强和调整机体的免疫功能。水丸剂。用法：每次 6 ~ 9 丸，每日 2 ~ 3 次，饭后吞服。

血府逐瘀丸

【功效】活血祛瘀，行气止痛。可用于气滞血瘀之抗子宫内膜抗体阳性等免疫性不孕症。现代研究本药之方有抑制血小板凝集，改变血液流变性，调节心功能及血液循环的作用。水丸剂。用法如上。

少腹逐瘀丸

【功效】温经活血，化瘀止痛。可用于寒凝血瘀之子宫内膜异位症之痛经、抗子宫内膜抗体阳性等免疫性不孕症。现代研究证明该药之方可消除血液中已沉积的抗原抗体复合物，并能防止免疫复合物产生，抑制免疫反应，消除抗体作用。用法如上。

上述药方之现代研究均参照《方剂学》。中成药之方药组成均见《方剂学》。

（蔡仁燕）

参考文献

［1］谢鸣.方剂学.北京：人民卫生出版社，2002，9.

［2］夏桂成.不孕不育与月经周期调理.北京：人民卫牛出版社，2000，11.

［3］蔡永敏.最新中药药理与临床应用.华真出版社.

［4］许青媛.淫羊藿对大鼠性腺功能的影响.中药药理与临床，1996，12（2）：22-23.

［5］沈丕安.中药药理与临床应用.北京：人民卫生出版社，2006，7.

［6］冯宗文，等.冯宗文妇科经验用方选辑.北京：中国中医药出版社，2012，7.

［7］刘瑞芬.中西医结合治疗免疫性不孕26例临床观察［J］.中国中西医结合杂志，2002，22（1）.

［8］朱金风.寿胎丸加味治疗先兆流产的临床观察和实验研究［J］.中国中西医结合杂志，1987，7（7）.

［9］张剑锋，等.中药治疗对反复自然流产抗CD抗原封闭效率和血清泌乳素及孕酮的影响［J］.中国中西医结合杂志，2004，24（4）.

［10］金丽华，等.补中益气汤对封闭抗体缺失的反复自然流产患者生殖免疫调节研究［J］.中华中医药学刊，2010，28（4）.

［11］赵益业，等.肝郁证的免疫学的探讨［J］.山东中医药大学学报，1997，1.

［12］骆和生.中药与免疫.北京：北京医科大学，中国协和医科大学，1994，4.

［13］张健伟，等.中医药对不孕症相关受体影响的研究现状［J］.中医杂志，2003，44（7）.

证治篇

由生殖系统抗原的自身免疫或同种免疫引起的不孕不育称免疫性不孕不育症。占不孕不育的 10% ~ 20%。近代生殖免疫学的研究认为，人类性腺产生的生殖细胞及其分泌的激素如精子、卵子、受精卵、性激素、促性腺激素及精浆等，都具有抗原作用，如免疫反应异常，就会成为不孕不育的原因之一。以往的不明原因不孕症中，有 40% ~ 50% 是免疫因素引起的。

女性免疫性不孕症

女性免疫性不孕症是指由女性生殖系统的同种免疫及自身免疫引起的不孕症。

与女性不孕症有关的免疫因素，主要有抗精子抗体、抗子宫内膜抗体、抗心磷脂抗体、抗甲状腺抗体、抗透明带抗体以及抗卵巢抗体等。

一、抗精子抗体与不孕

抗精子抗体（AsAb）引起的不孕是目前研究较多、较深入，最常见的一种免疫性不孕。15% ~ 18% 的不孕妇女体内有 AsAb 存在。1964 年 Franklin 和 Duke 报道在原因不明女性不孕者血清中，约 80% 的患者被检出 AsAb。其可引起精子凝集，尤其是宫颈黏液中的 AsAb，降低精子的活动能力，抑制精子穿透宫颈黏液，影响精子获能及顶体反应，影响精子穿过透明带，干扰精卵结合，能增强生殖道局部巨噬细胞对精子的吞噬作用，影响受孕。还有研究表明，AsAb 可溶解受精卵，导致早期流产。

【诊断要点】

1. 久婚不孕，或有流产史。

2. 多方面检查，排除了其他原因的不孕不育。

3. 应用可靠的免疫学检查方法，证实血清内或生殖道局部 AsAb 升高。根据病史和免疫学检查，即可诊断为免疫性不孕（抗精子抗体所致）。

【辨证论治】

1. 肝肾不足，阴虚内热证　素体肝肾亏虚，或经期、产后、房事不节，邪毒乘虚入侵胞宫、冲任，虚火内生，损伤男精以致不孕或流产。

妇科特证：原发或继发不孕，或有月经先期，色红。

全身证候：头晕耳鸣，五心烦热，口干咽燥，腰膝酸软，或无明显症状。舌红，苔少或薄黄。脉细或细数。

治法：补益肝肾，滋阴降火。

方药：经验方消抗助孕汤主之。（见方剂篇）

2. 肝肾不足证　肾为先天之本，藏精，主生殖。禀赋不足，肾气虚弱，或房事不节（洁）损伤肾精肝血，正气不足，免疫功能失调，损伤男精，不能成孕或流产。

妇科特证：婚久不孕，月经量或多或少，色黯，或停经不潮。

全身证候：腰酸膝软，舌淡红，脉细。或伴有头晕耳鸣，精神倦怠。

治法：补益肾气，充养冲任。

方药：

（1）方用归肾汤（《景岳全书》）

熟地黄、山茱萸、山药、茯苓、菟丝子、枸杞子、杜仲、当归加黄芪、女贞子、白芍、丹参，偏阳虚加淫羊藿。卵泡发育欠佳加五子衍宗丸以增强卵泡发育而助孕。

（2）程氏滋肾抑抗汤加减。（见方剂篇）

（3）罗氏助孕Ⅰ号丸加减。（见方剂篇）

3. 肾阳亏虚证　禀赋不足，肾阳亏虚，命门火衰，不能温养五脏阳气，正气不足免疫功能减退，致两精不能相合而不孕；冲任胞宫失于温煦而流产。

妇科特证：婚久不孕，月经后期、稀发，或经闭不行，经色淡黯。

全身证候：腰膝酸软，形寒肢冷。舌淡红，脉细。或有头晕耳鸣，性欲淡漠，夜尿频数，带下清稀，溺清便溏，面部色黯。

治法：温肾暖宫，调养冲任。

方药：

（1）经验方温阳毓麟汤主之。（见方剂篇）

（2）罗氏助孕Ⅱ号丸加减。（见方剂篇）

4. 脾气虚弱证　"正气存内，邪不可干。""邪之所凑，其气必虚。"素体气虚血弱，或劳倦思虑伤脾，或病后失养，气血不足者，经行之时气血下注，其气益虚，营卫失调，卫外不固，则外邪乘虚侵扰而发病。

妇科特证：婚久不孕，月经先期，量多，色淡质薄。

全身证候：平素倦怠少气，自汗出，当风则鼻塞流清涕。舌淡红或有齿痕，苔白，脉虚。或伴心悸失眠，食少便溏，或于经行、经后低热。

治法：应于平时益气固表，调和营卫。

方药：

（1）方用加味补中益气汤（见方剂篇）合玉屏风散加减。

（2）夏氏助阳抑抗汤加减。（见方剂篇）

5. 脾肾阳虚证　禀赋不足，或房劳损伤肾阳；或饮食劳倦，脾气受损，生化不足；或久病体弱，气血亏虚而致脾肾阳虚，正气不足，不能纳精成孕；冲任胞脉失于温养而流产。

妇科特证：原发或继发不孕，或反复流产，月经量少，色黯淡有块。

全身证候：腰膝酸软，或伴头晕耳鸣，倦怠肢冷，尿频便溏。舌黯有齿痕，苔白，或有瘀点，脉沉细无力。

治法：温补脾肾，益气养血。

方药：

（1）经验方河车毓麟汤主之。（见方剂篇）

（2）程氏温肾消抗汤加减。（见方剂篇）

6. 湿热瘀血证　肝郁化热，或湿热内蕴；或经期、产后、房事不节或不洁，邪毒入侵，而生湿热。日久气血失调，瘀血内阻，正气受损，抗病乏力，损伤男精而不孕或流产。

妇科特证：原发或继发不孕，月经先期量多，或经期延长。或伴有小腹疼痛，经期加重，带下黄稠，或夹血，气秽，或阴痒。

全身证候：小便短黄或不利，腰骶酸痛，舌黯红，苔黄腻，脉弦数。妇科检查提示阴道炎、宫颈炎，或盆腔炎，或衣原体、支原体培养（+）。

治法：清热利湿，活血止痛。

方药：

（1）以肝经湿热下注，口苦带下量多，小便不利为主者，经验方加减龙胆泻肝汤主之（见方剂篇）。

（2）以湿热瘀血蕴结，腹痛之盆腔炎为主者用经验方炎痛消方加减：加土茯苓，薏苡仁以清热解毒。病久兼气血虚者加黄芪，当归以扶正祛邪，活血化瘀，除湿止痛。以上二方为治此类AsAb升高的有效方剂。

（3）李氏化湿消抗体汤加减。（见方剂篇）

7. 肾虚血瘀证　肾气、肾精亏虚，任脉不充；肝血不足，情怀不畅，肝气不疏，冲任涩滞。以致月经失调，不能毓麟。

妇科特证：婚久不孕，月经后期或稀发，量少或闭经，经血不畅有块。

全身证候：小腹有时痛胀，腰酸膝软为主症。或伴有头晕眼花，小便夜多，或痛经。舌黯淡，脉弦细。

治法：补肾养血，活血调经。

方药：经验方调经毓麟汤主之。（见方剂篇）

本病以肝肾不足，阴虚火旺为多见。阴虚火旺多为免疫亢进和免疫失调，消抗助孕汤为对症良方，近20年来用之每获佳效。肝肾不足证用归肾汤加味调治，以补益肾气，调节免疫。肾阳虚、脾气虚、脾肾阳虚之证，细胞免疫和体液免疫功能均低下，甚至合并卵巢功能失调，所列之方均可增强免疫功能，也可提高卵巢功能。生殖道炎症是导致免疫功能失调的重要因素，因此要重视，特别是支、衣原体生殖道感染。临床往往消除炎症（包括盆腔炎）后，抗体滴度也会有不同程度的下降。抗感染有全身用药和局部用药，二者联合应用效果更好。

肝肾不足证和肾虚血证多见于AsAb滴度不太高，或其他类型经治后AsAb下降而仍未孕者，所用二方均有调经助孕，促进卵泡生长排出功用。

【预防与调护】

1. AsAb（＋）者，性生活时应采用避孕套隔离半年以上，以便隔绝精子抗原的刺激，抑制新的抗体产生，使原有抗体滴度逐渐下降。

2. 注意经期、产后卫生，此期忌性生活，以预防生殖道损伤感染。

3. 生殖道有炎症及损伤时，应积极彻底治愈。

二、抗子宫内膜抗体与不孕

抗子宫内膜抗体（EmAb）是一种自身免疫抗体。EmAb 可以与子宫内膜中的抗原结合，发生抗原抗体免疫反应，激活补体系统，导致子宫内膜的病理损害，使子宫内膜发育不良，可抑制排卵，阻碍受精，干扰精子与卵子的运动输送、着床，影响早期胚胎发育致不孕。

【诊断要点】

1. 原发或继发不孕，或有流产史。

2. 部分患者有痛经及子宫内膜异位症史。

3. 多种检查排除其他原因的不孕。

4. 检测血清 EmAb 阳性。根据病史和血清免疫学检查，即可诊断为免疫性不孕（抗子宫内膜抗体阳性所致）。

【辨证施治】

1. 气滞血瘀证　内伤、外感、人工流产等妇科手术等均可致气血不调，瘀血阻滞冲任、胞脉，日久肾气受损，不能孕育。

妇科特证：原发或继发不孕，经期腹痛或无腹痛，经血有块。

全身证候：腰酸膝软，或伴有经前乳胀，胁痛，情志抑郁，头晕耳鸣。舌黯有瘀点瘀斑，苔薄，脉弦或弦细。

治法：活血化瘀，疏肝补肾。

方药：经验方化瘀消抗汤主之（见方剂篇）临床实践证明，

本方消除抗子宫内膜抗体有很好的疗效。

2. 肾虚血瘀证　禀赋不足，或房劳多产，肾气亏虚；并有人工流产、手术损伤，瘀血阻滞冲任、胞宫，以成肾虚血瘀之月经失调、痛经、癥瘕、不孕不育。

妇科特证：月经量少，色黯有血块，经行腹痛，或有癥瘕，不孕或流产。

全身证候：头晕耳鸣、腰膝酸痛、夜尿频数。舌淡黯，脉沉细。

治法：补益肾气，活血化瘀。

方药：王氏化瘀补肾助孕法加减。（见方剂篇）

3. 脾肾阳虚，气虚血瘀　禀赋不足，或房事不节，或多次流产，或饮食劳倦，或人工流产、手术等导致肾气不足，脾气亏虚，瘀血内阻，不能毓麟。

妇科特证：原发或继发不孕，或流产，月经后期或量少，色暗淡有块，或有痛经。

全身证候：头晕耳鸣，倦怠乏力，腰膝酸软，肢冷腹凉，或便溏尿频。舌淡黯或有瘀点，边有齿痕，苔白，脉沉细无力。

治法：温补脾肾，益气化瘀。

方药：经验方河车毓麟汤加马鞭草，红花等。（见方剂篇）

4. 胞宫瘀结证　平素摄身不慎，经期或人工流产，妇科手术后感受寒湿邪气，或贪凉饮冷等，以致寒湿客于冲任、胞宫，气血瘀滞，经行不利，病久发生免疫失调，以致不孕。

妇科特证：经期小腹剧痛、肛门坠胀，得热则减，月经后期、量少，色黯有块、癥瘕、性交痛、不孕或流产。

全身证候：面色青白，畏冷身痛，四肢厥逆，甚者呕吐、昏厥，舌黯苔白，脉弦紧。

治法：温经散寒，化瘀止痛。

方药：少腹逐瘀汤加减。（见方剂篇）经期加桃仁、田三七、血竭以止痛为先；非经期，去延胡索、没药，加黄芪、桃仁、红花、三棱、莪术以化瘀消癥消抗为主。

若属气滞血瘀化热者，经期用膈下逐瘀汤以理气化瘀，清热止痛。非经期则活血祛瘀消抗为法。用化瘀消抗汤加减为治。

EmAb 阳性不孕，多合并有子宫内膜异位症。临床有部分患者有痛经，经期以止痛为主，按胞宫瘀结证型施治。篇中化瘀消抗汤，理气化瘀，能抑制免疫反应。近 20 年来的临床验证消除抗子宫内膜抗体效果颇佳，为治疗 EmAb 阳性之主方。虚瘀相兼者，按 2、3 证型辨治，可获良效。现代研究活血化瘀药对已沉积的抗原抗体复合物有促进吸收作用，能消除血液中过剩的抗体，防止免疫复合物的产生。

三、抗心磷脂抗体与不孕

抗心磷脂抗体（ACA）是一种以血小板和内皮细胞膜上带负电荷的心磷脂作为靶抗原的自身抗体。系机体免疫功能紊乱状态下所产生的抗磷脂抗体（APA）的一种。能使局部血管收缩，影响子宫血液循环，干扰卵子形成和排卵。并可使子宫内膜分泌不足，影响受精及受精卵着床、发育，是导致不孕的重要原因之一。

【诊断要点】

1.久婚不孕，或有流产史。

2.多方面检查，排除了其他原因的不孕不育。

3.应用可靠的免疫学检查方法，证实血清内 AcA（+）。根据病史和免疫学检查，即可诊断为免疫性不孕（抗心磷脂抗体阳性所致）。

【辨证施治】

1.肝肾阴虚，血虚血瘀证　素体肝肾亏虚，房室所伤；或人工流产、妇科手术等。使肾精肝血益虚,瘀血阻滞冲任、胞脉,不能孕育。

妇科特证:原发或继发不孕,或有反复流产史,月经先期量少或月经正常。

全身证候:腰酸膝软,口干咽燥,或有头晕耳鸣,或无明显症状。舌黯红,或有瘀点,脉细。

治法:补益肝肾,养血活血。

方药:

(1)经验方消抗地黄汤主之。(见方剂篇)

(2)夏氏滋阴抑抗汤加减。(见方剂篇)

2. 肾阳亏虚,瘀血阻滞证 禀赋不足,肾阳亏虚,命门火衰,不能温养五脏阳气,正气不足而免疫功能减退。阳虚冲任、胞宫失温,而血脉凝滞。或反复流产、手术,胞宫损伤而胞脉阻滞等,干扰两精相合而不孕;胞宫失温而流产。

妇科特证:不孕或有流产史,月经后期,或痛经,经色淡黯。

全身证候:面部色黯,头晕耳鸣,形寒肢冷,或性欲减退,夜尿频多,带下清稀,舌淡黯,脉沉细。

治法:温肾暖宫,通脉化瘀。

方药:

(1)经验方温阳毓麟汤加减主之(见方剂篇)。

(2)王氏化瘀补肾助孕法加减(见方剂篇)。

3. 肾亏血虚,气血不调证 肾气、肾精亏虚,任脉不充;肝血不足,肝气不疏,冲任涩滞,而致月经失调,不能毓麟。

妇科特证:婚久不孕,或反复流产;月经后期或稀发,量少,或闭经,经血不畅有块,或痛经。

全身证候:小腹有时痛胀,腰酸膝软,或伴有有头晕眼花,小便夜多,舌黯淡,脉弦细。

治法：补肾养血，理气活血。

方药：经验方调经毓麟汤主之（见方剂篇）。

抗体经治后转阴，也可根据证情用本方以种子。

4.脾肾阳虚，血虚血瘀证　禀赋不足，或房事不节，或饮食劳倦，或多次流产、人工流产手术损伤。导致肾气不足，脾气亏虚，瘀血内阻，不能孕育。

妇科特证：原发或继发不孕，或有流产史，月经后期或量少，色暗淡有块，或有痛经。

全身证候：头晕耳鸣，倦怠乏力，腰膝酸软，肢冷腹凉，或便溏尿频。舌淡黯或有瘀点，边有齿痕，苔白，脉沉细无力。

治法：温补脾肾，益气化瘀。

方药：

（1）经验方河车毓麟汤加鸡血藤，红花等。（见方剂篇）

（2）王氏化瘀益脾肾助孕法。（见方剂篇）

抗心磷脂抗体阳性主要引起反复流产。但其可形成免疫复合物沉积，导致血小板聚集形成血栓，血管供血受阻，可影响子宫内膜，使之分泌不良而不孕。此类不孕或反复流产者多属肾虚血瘀，其治以补肾为主，兼以活血化瘀。篇中四证六方均如此，只是活血化瘀药物用之多寡而已。

四、抗卵巢抗体与不孕

抗卵巢抗体（AoAb）是一种自身免疫抗体。在感染、创伤、反复穿刺取卵，或促排卵药物的作用下，造成大量卵巢抗原释放，导致体液免疫和细胞免疫功能过强所产生的抗体，可引起卵巢损害。多方面干扰卵巢功能，如包裹卵细胞，影响其排出，或阻止精子穿入；破坏透明带和卵细胞，干扰孕卵破壳而妨碍着床而导致不孕。同时还影响卵巢分泌功能，使体内激素水平发生异常改变，性腺轴功能紊乱，引发卵巢早衰。

【诊断要点】

1. 月经不调或闭经史。

2. 久婚不孕或流产史。

3. 血清免疫学检查出 AoAb（+）。

4. 内分泌激素检查，FSH、LH 增高，E_2 降低。通过病史及免疫学检测和内分泌性激素检查，不难诊断。

【辨证论治】

1. 肾阴虚血瘀证　素体肾阴亏虚，或房劳多产、久病，耗损真阴，天癸乏源，冲任血海空虚，或妇科手术损伤，瘀阻冲任胞宫。久之导致免疫失调而致不孕。

妇科特证：原发或继发不孕，月经失调，经血色红，或月经量少、后期稀发，甚至经闭。

全身证候：头晕耳鸣，腰酸膝软，五心烦热，阴中干涩，舌红或有瘀点少苔，脉细或细数。

治法：滋阴补肾，养血活血。

方药：经验方养阴毓麟加桃仁、红花等。（见方剂篇）

2. 肾阳虚血瘀证　素体肾阳不足，或久病伤肾，命门火衰，冲任、胞宫失于温煦，天癸不至，任冲不盛，经血乏源，而月经失调、闭经；或久病致瘀，或人工流产等妇科手术损伤，瘀阻冲任、胞宫。久之导致免疫功能低下而不孕。

妇科特证：婚久不孕，月经后期、稀发，经色淡黯，或停闭不行。

全身证候：腰膝酸软，形寒肢冷，头晕耳鸣，性欲淡漠，夜尿频数。或带下清稀，溺清便溏，面部色黯。舌淡，苔白，脉沉细尺弱。

治法：温肾暖宫，活血化瘀。

方药：

（1）经验方温阳毓麟汤加桃仁、红花、鸡血藤等。（见方剂篇）

（2）王氏化瘀补肾助孕法。（见方剂篇）

3. 脾肾阳虚，血虚血瘀证　禀赋不足，或房事不节，或多次流产，或饮食劳倦，或人工流产、手术等导致肾气不足，脾气亏虚，瘀血内阻，经血乏源而闭经。不能摄精成孕。

妇科特证：原发或继发不孕，或有流产史，月经后期或量少，色暗淡有块，甚至闭经痛经。

全身证候：头晕耳鸣，倦怠乏力，腰膝酸软，肢冷腹凉，性欲低下，阴中干涩，或便溏尿频。舌淡黯或有瘀点，边有齿痕，苔白，脉沉细无力。

治法：温补脾肾，益气化瘀。

方药：

（1）经验方河车毓麟汤加减。（见方剂篇）

（2）王氏化瘀益脾肾法加减。（见方剂篇）

4. 肝肾亏虚，气血瘀阻证　肾气、肾精亏虚，任脉不充；肝血不足，情怀不畅，肝气不疏，冲任涩滞，而致月经失调，不能毓麟。

妇科特证：婚久不孕，月经后期或稀发，量少或闭经，经血不畅有块。

全身证候：小腹有时痛胀，腰酸膝软，或伴有头晕眼花，小便夜多。舌黯淡，脉弦细。

治法：补肾养血，活血调经。

方药：经验方调经毓麟汤加紫河车、鹿角胶、红花等。（见方剂篇）

抗卵巢抗体阳性不孕不育，系大量卵巢抗原释放，机体免疫过强所产生的 AoAb 引起卵巢损害。不但干扰生殖过程，同时也影响卵巢分泌功能，使性腺轴功能紊乱而引发卵巢早衰，可以说是免疫性不孕中最为棘手难治之病。王忠民氏认为：补肾等法固然可促进与修复卵巢功能，但对 AoAb 转阴并无特效。临床促使 AoAb 转阴，对解除诸症至关重要。活血化瘀之品不仅可通过下丘脑－垂体－卵巢轴改善卵巢功能，也会通过体液免疫调节，改善卵巢局部血液循环等环节，改善卵巢功能与促使 AoAb 阴转。并举出有研究人员通过动物实验也得到验证，单一的补肾法可改善卵巢功能，但对 AoAb 等无明显影响。王氏这一学术思想与我们的认识颇合，故而本篇诸证用方，均合入不同程度的活血化瘀药物，扶正祛邪并施。一般治疗须 3～6 个月，甚至更长，若能坚持可获效果，临床经调毓麟者，不乏其例。

五、抗透明带抗体与不孕

抗透明带抗体（AzpAb）属自身免疫抗体。可封闭透明带上的精子受体，阻止精子与透明带结合，使精子不能穿透透明带；使透明带变硬，即使卵细胞受精，也因透明带不能自孕囊表面脱落而影响着床而不孕，同时也可引起流产和卵巢早衰。

【诊断要点】

1. 久婚不孕、月经不调或有流产史。

2. 多方面检查，排除了其他原因的不孕不育。

3. 应用可靠的免疫学检查方法，检测出血清中 AzpAb 阳性。根据病史和免疫学检查，诊断并不困难。

【辨证施治】

1.**阴虚内热证** 素体肝肾亏虚、房事过度，邪气乘虚入侵胞宫、冲任，虚火内生，导致免疫功能失调，而发不孕或反复流产。

妇科特证：不孕或有反复流产史，或有月经失调、经血色红，或月经量少、后期甚至闭经。

全身证候：五心烦热、口干咽燥、腰膝酸软，或头晕耳鸣，舌红少苔或薄黄，脉细或细数。或无明显症状。

治法：补益肝肾，滋阴降火。

方药：经验方消抗助孕汤加减。（见方剂篇）

阴虚甚加龟甲去黄芪。兼瘀血见舌黯或腹痛者，加红花。

2.**肝肾不足证** 肾为先天之本，藏精，主生殖，又主免疫。精血同源，禀赋不足，肾气肝血亏虚，或房事不节，损伤肾气精血。正气不足，免疫功能失调，冲任失养，不能孕育。

妇科特证：久婚不孕或有流产史，月经不调，量少后期，甚至闭经。

全身证候：腰酸膝软，或伴有头晕耳鸣、精神倦怠，舌淡白，脉细。

治法：滋补肝肾，充养冲任。

方药：程氏滋肾消抗汤加减。（见方剂篇）

3.**脾肾阳虚证** 禀赋不足，或房劳损伤肾阳，或饮食劳倦，损伤脾气，生化不足；或久病体弱，气血亏虚。以致脾肾阳虚，正气虚弱，免疫功能低下，冲任胞脉失于温养，不能孕育。

妇科特证：久不受孕或有反复流产史，月经量少，色黯淡，或闭经。

全身证候：腰膝酸软，或伴头晕耳鸣，倦怠肢冷，便溏尿频，带下清稀。舌淡红有齿痕，脉沉细无力。

治法：温补脾肾，益气养血。

方药：

（1）经验方河车毓麟汤主之。（见方剂篇）

（2）王氏化瘀益脾肾法加减。（见方剂篇）

AzpAb 所致之不孕不育，中医治疗罕见报道。仅见李大金等以滋阴补肾，清泻虚火为原则。采用中成药知柏地黄丸治疗 4 例 AzpAb 阳性患者，3 例受孕并足月分娩。并认为其机理；一是降低抗体水平，二是改善患者的生育能力,最终有利于胚胎在母体内存活。程泾有经验方滋肾消抗汤治疗肝肾阴虚抗透明带抗体阳性不孕。

上述 3 证 4 方,我们用于治 AzpAb,均适当加入活血化瘀药味,以消抗体，有一定效果。

六、抗甲状腺抗体与不孕

抗甲状腺自身抗体（AT-Ab）系由甲状腺器官免疫异常（也称甲状腺炎）所诱发。抗甲状腺自身抗体包括抗甲状腺球蛋白抗体（TGAb）和抗甲状腺过氧化酶抗体（TPOAb）。TGAb 和 TPOAb 中之一者阳性，或两者均为阳性，可引起甲状腺组织形态的破坏和功能失调，均可导致不孕和反复自然流产。

【诊断要点】

1.原发或继发不孕，或有流产史。

2.部分患者有甲状腺功能亢进或减退及月经不调史。

3.多种检查排除其他原因的不孕或流产。

4.血清检测 TGAb、TPOAb 一种或两种均为阳性。甲状腺功能检测在正常范围，为单纯甲状腺免疫抗体阳性。TSH 升高，FT4 低于参考值为合并甲状腺功能减退；若 TSH 高于 10mIU/L，无论 FT4 是否正常，即视为甲减；TSH 高于参考值参考范围上限，

FT4 在参考值范围内为合并亚临床甲状腺功能减退。根据病史和甲状腺自身抗体阳性，甲状腺功能检查，可诊断为本病。

【辨证施治】

1.肝火痰结证　素为肝郁之体，情志失调，肝失疏泄，气机郁滞，津液输布失常，气滞痰凝，日久化火而成本证。

妇科特证：月经先期，量多，或经期延长或不孕等。

全身证候：甲状腺轻、中度肿大，质软不痛而胀，或有结节，急躁易怒，汗出手颤，口苦胁痛。舌红苔黄，脉弦数。

治法：清肝泻火，解郁化痰。

方药：栀子清肝汤（《类证治裁》）加减。

栀子 10g，丹皮 10g，柴胡 10g，当归 10g，白芍 15g，茯苓 10g，生甘草 6g，郁金 10g，香附 12g，牛蒡子 12g，夏枯草 15g，浙贝母 12g，玄参 15g，牡蛎 15。

方解：方中栀子、丹皮清肝泻火；柴胡、白芍疏肝解郁清热；茯苓、甘草、当归健脾养血；牛蒡子散热利咽消肿；夏枯草泻肝散结；浙贝母、玄参、牡蛎养阴化痰散结。郁解火泻，痰化结散，则病可渐愈，而不致进一步发。

加减：热盛加黄芩、大黄。多食善饥加生石膏、知母。

2.肝肾阴虚证　素体肝肾不足，或肝郁日久化火，致肝肾阴伤，肾气肝血益虚，冲任、胞宫失养，不能孕育。

妇科特证：月经量少，闭经或崩漏，阴中干涩、带少，不孕，或有流产史。

全身证候：眩晕耳鸣，视物不清，口干咽燥，腰酸膝软，舌红少苔，脉弦细。

治法：滋补肝肾，益气活血。

方药：加味：左归丸。《景岳全书》

熟地黄 20g，山药 12g，山茱萸 12g，枸杞子 15g，菟丝子 20g，龟甲胶 10g，鹿角胶 10g，牛膝 10g，女贞子 15g，旱莲草 15g，当归 10g，白芍 12g，丹参 20g。

方解：方中左归丸、二至丸滋肾水、补肝阴；当归、白芍养血；丹参活血，使全方滋补而不滞血。

加减：兼气虚加黄芪益气扶正。

3. 肾阳不足证　肾阳不足之体，患病日久，更损肾阳。命门火衰，不能温养五脏阳气，免疫功能减退，致两精不能相合而不孕，冲任、胞宫失于温煦而流产。

妇科特证：月经后期，量少，闭经或崩漏，带下清稀，不孕，或有反复流产史等。

全身证候：面色苍白，畏寒肢冷，腰膝冷痛，夜尿频，大便清稀，神疲浮肿。舌黯淡，有齿痕，苔白，脉沉细。

治法：温补肾阳，益气活血。

方药：经验方温阳毓麟汤（见方剂篇）去车前子、五味子，加黄芪，丹参，炙甘草，益气活血以消抗体。

加减：气虚甚加人参加强益气。便稀甚加补骨脂，用炒山药补脾肾，涩肠止泄。

4. 脾气亏虚证　劳倦思虑，饮食不节伤脾。患病日久失治，脾气益虚，健运失常，气血不足，营卫失调，卫气不固，免疫功能失调而发病。

妇科特证：月经先期，量多，经期延长，或崩漏，白带量多，不孕，或有反复流产史等。

全身证候：面色㿠白，倦怠气短，四肢乏力。或少腹二阴下坠，浮肿便溏，汗出怕风，容易感冒。舌淡有齿痕，苔白，脉虚。

治法：补中益气，升阳固表。

方药：加味补中益气汤加减。（见方剂篇）

浮肿便溏明显者用参苓白术散（《太平惠氏和剂局方》）加味；以益气健脾，止泻消肿。

黄芪 30g，人参 10g，炒白术 15g，炒山药 30，茯苓 12g，陈皮 10g，炙甘草 6g，莲肉 15g，炒扁豆 10g，砂仁 10g，薏苡仁 15g，桔梗 10g，大枣 10g。

气阴两虚见心悸气短，口干，舌红脉细者，用经验方加味生脉散以益气滋阴：

人参 10g，麦冬 12g，五味子 10g，黄芪 30g，白术 12g，炙甘草 10g，熟地黄 12g，当归 10g，川牛膝 10g，菟丝子 20g，枸杞子 15g。

阴虚甚酌加女贞子、白芍、玄参。

加减：以上第一、二方，兼阳虚均可加制附子 10g 以温脾肾阳气。黏液水肿明显者酌加益母草、红花、牛膝、白芥子等以活血通络，祛痰消肿。

此型多属甲状腺抗体阳性合并甲状腺功能减退。

5.**脾肾亏虚，气血不足证** 禀赋不足，或房劳损伤肾阳；饮食劳倦，脾气受损，生化不足；或病久失治，气血亏虚而致脾肾阳虚，正气不足，免疫功能低下，冲任胞脉失于温养而发不孕不育。

妇科特证：月经不调，后期量少，不孕，或有反复流产史。

全身证候：面色萎黄，眩晕心悸失眠，倦怠气短，腰酸膝软。舌淡有齿痕，苔白，脉细无力。

治法：补益脾肾，养血活血。

方药：河车毓麟汤加减（见方剂篇）。

加减：兼阳虚加淫羊藿或附子、鹿角胶以温阳肾阳督脉。兼血瘀、抗体难消去茯苓加桃仁、红花、徐长卿，以活血化瘀，消除抗体。容易感冒加防风以固表祛风。

6. **肾水亏虚,肝郁化火证** 肾阴亏虚,复加肝郁,日久则水不涵木,肝郁化火,复伤阴血。以致冲任、胞宫受损而月经不调、不孕不育。

妇科特证：月经先期,量少,不孕或有流产史。

全身证候：情怀不畅,心烦易怒,胁痛太息,腰酸耳鸣,口干。舌红苔薄黄,脉弦细数。

治法：滋阴补肾,疏肝清火。

方药：滋水清肝饮(《医宗己任编》)加味：柴胡10g,当归10g,白芍15g,栀子10g,生地黄15g,山茱萸12g,山药12g,茯苓10g,牡丹皮10g,泽泻10g,丹参20g。

方解：本方用六味地黄丸滋阴补肾,壮水制火；柴胡、白芍疏肝解郁,柔肝敛阴；栀子、牡丹皮清泻肝火；一味丹参饮功同四物汤,用以养血活血清热。肾水得充,肝木得以涵养,郁解火平,则经调而可孕育。

加减：肝火甚颈有结节,酌加夏枯草、玄参、浙贝母、牡蛎以泻肝火化痰散结。兼虚火甚加黄柏、知母以清虚火。血瘀明显加红花、益母草以活血化瘀。

此型主要是单纯甲状腺抗体阳性或合并甲状腺功能减退(甲减)引起免疫性不孕。

篇中肝火痰结证,多为甲状腺炎,轻、中度甲状腺功能亢进(甲亢),如果不尽早有效控制,可发展为重度甲状腺功能亢进(甲亢)。治疗不当可转为甲减,导致不孕不育。故而列出此证型以施治。

肝肾阴虚证,肾虚肝火证多为单纯甲状腺自身抗体阳性和亚临床甲减,左归丸加味、滋水清肝饮,滋阴补肾,滋肾清火临床用之有效。肾阳不足,脾气亏虚,脾肾亏虚、气血不足以及气阴两虚数证,多为甲状腺抗体阳性合并甲状腺功能减退,甚至伴有卵巢功能失调。所用诸方辨证准确,可获效果,但亦应适当加入活血化瘀之味，既能消除炎症，修复受损的甲状腺等组织；又可对已沉积的抗原抗体复合物促进吸收，消除血液中过剩的抗体，防止新的免疫复合物的产生。然而无论何证型的治疗时间均较长，一般 3～6 个月。以上病证经治后复查抗体转阴，甲状腺功能恢复正常，若未妊娠，即应助孕。根据证型用调经毓麟汤、补肾调经汤等方调治。有流产史者，按流产辨治。若能坚持，可获正常妊娠。

【按】

肾为先天之本，主生殖，主骨髓。现代医学认为骨髓是免疫系统的中枢器官，是免疫性细胞的生成发源地，成熟的微环境。肾对免疫系统功能的稳定、调节有重要作用。只有在肾的正常功能作用下，才能发挥正常的免疫作用。因而肾又主免疫，是免疫之本。

脾为后天之本，主运化，是气血生化之源，是免疫活动的物质基础，与免疫系统密切相关。

肾气足则能"作强"，脾气旺则不"受邪"，脾肾气旺，则"正气存内，邪不可干"免疫功能正常。

若脾肾亏虚，正气不足，则免疫功能低下。外不能抗御热毒邪气和男子病精之毒而成湿热。正邪相争，则呈免疫失调之势；内则导致脏腑功能不调，气血失和，阴虚火旺，阳虚失温，气虚不运，肝失疏泄，湿热、瘀血内阻而形成免疫反应过强。免疫功能低下、免疫失调和免疫反应过强均可引起免疫性不孕不育。

本篇中数种免疫抗体的产生，致病的特点虽各有不同，然内因是肾虚、脾虚，而肾虚又为主要方面，二者为本；湿热、毒邪是外因，然外因系经内因之虚而致病，"邪之所凑，其气必虚"。"风雨寒热不得虚，邪不能独伤人"。(《灵枢·百病始生》)瘀血，既是脏腑功能失调的病理产物，又是继发免疫性不孕的病因。

以上六种抗体所致之免疫性不孕，临床表现多有不同，其治

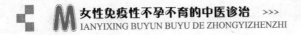

法方药亦各有异。AsAb 阳性者以阴虚内热为多，如《女科经论·嗣育门》引朱丹溪言："妇人久无子者，冲任脉中伏热也……其原必起于真阴不足，真阴不足则阳胜而内热，内热则荣血枯。"其治多以滋阴降火为主，消抗助孕汤为对证经验方，颇效。《圣济总录·妇人无子》云："所以妇人无子者，冲任不足，肾气虚故也。"《金匮要略》谓："四季脾旺不受邪。"临床肝肾不足证，脾虚，脾肾阳虚证为免疫性不孕所常见，按篇中辨治多有效果。生殖道和盆腔感染，往往导致免疫功能失调，AsAb 增高。主要表现为湿热瘀血证，《校注妇人良方》引薛己按："妇人阴内痒痛，内热倦怠……此肝脾郁怒，元气亏损，湿热所致。"可根据感染部位，辨证选用炎痛消方、加减龙胆泄肝汤，或李氏化湿消抗汤等方以清热利湿，解毒活血，可获抗体下降。然而此类苦寒之剂不可久用，待湿热减轻，即应加入扶正之品，如黄芪、白术等，或选用消抗助孕汤、归肾汤加味等方。如果抗体降至正常或接近正常，可选用调经毓麟、归肾汤加味以继续消抗体以助妊娠。以上数证，或兼瘀血，在主证方药中适当加入活血化瘀之品即可。EmAb 阳性者则以气滞血瘀为主要证型。《医宗金鉴·妇科心法要诀》云："不子之故伤冲任……或因积血胞寒热。"其治则以理气活血化瘀为主，经验方化瘀消抗汤是为主要方剂。肾虚血瘀等证，亦以化瘀为主，兼以补肾，或化瘀补肾并用，方如化瘀补肾助孕法、河车毓麟汤等方。若以瘀血为主者，则选用少腹、膈下逐瘀汤加减为治。ACA阳性则以肾虚为主，兼夹瘀血。其治亦以补肾为主，兼以活血化瘀，所用诸方均遵此治则。AoAb 阳性多伴有卵巢早衰、闭经、不孕，其以肾虚为主，多兼瘀血。如《医学正传·妇人科》所云："月经全借肾水施化，肾水既乏，则经血日以干涸。"《沈氏尊生书》有云："气运乎血，血本随气以周流，气凝则血亦凝矣。"调节免疫，改善卵巢局部血液循环可获效果。其治以补肾为主兼以活血化瘀，若能坚持，亦能获效而妊娠。AzpAb 分阴虚内热、肝肾不足和脾肾阳虚之证辨治。消抗助孕汤是知柏地黄为基础，滋阴补肾，降火消抗有良效。肝肾不足证，用程治氏之滋肾消抗汤。脾肾阳虚证用河车毓麟汤加减为治。TPO-Ab 阳性者较为复杂，涉及肝、脾、肾、痰、瘀。初期多肝火痰结和肝肾阴虚、肝郁证。如《景岳全书·妇人规》所云："产育由于气血，气血由于情怀，情怀不畅则冲任不充，冲任不充则胎孕不受。"其治以清肝火、化痰结和滋肾疏肝为法，多用栀子清肝汤、左归丸加味、滋水清肝饮。当合并甲状腺功能减退，则多出现肾阳不足，脾气亏虚，脾肾亏虚，气血不足，气阴两虚和脾肾阳虚等证，均可兼瘀血证，其治以补益脾肾，益气养阴和兼以化瘀。篇中所用诸方辨证准确，均可获效。若兼黏液水肿，则宗张发荣氏经验，加用益母草、红花、白芥子等以祛瘀化痰，通络消肿。

上述六种抗体所致之免疫性不孕，临床表现多有不同，治亦有异，此为"同病异治"。然而多以肾虚、脾虚为主，也有不同程度的瘀血为患。治疗或以补肾、补脾为主，或以活血化瘀为主，或补肾、补脾活血并施。补肾、补脾固然为主，活血化瘀亦甚重要。因活血化瘀药能消除血中抗原，防止免疫复合物的产生，同时对沉积的抗原抗体有促进吸收和消除作用。六种抗体阳性者，均有脾肾阳虚兼瘀证，都可用河车毓麟汤加减治疗，该方有提高免疫功能，调节神经，生殖内分泌作用，是作者用于治疗多种免疫性不孕不育经验效方。此又是中医的"异病同治"。

临床往往同时出现两种以上抗体阳性，可根据临床证候，轻重缓急，分清主次，分而治之，或合而治之。不论何种抗体，治疗时间均较长，临床实践证明，抗体滴度愈高，治疗时间愈长；抗体滴度愈低，治疗时间则较短。一般须 1～3 个月，甚至可达半年之久，若能坚持，多有效果。

辨证论治是中医学的精华。免疫性不孕不育亦是通过望、闻、问、切四诊获得病情资料以进行辨证施治。但有部分临床无明显症状者，可凭舌、脉以辨证。"有诸内必形诸外"，人体脏腑、气血发生病变，可通过经络反映到舌脉。如舌红、苔薄黄或少苔，属阴虚或阴虚有热；舌淡边有齿痕属气血不足或脾肾阳虚；舌黯有瘀点瘀斑多属瘀血；舌黯红、苔黄腻属湿热瘀血；脉细，无力属虚；脉数属热；脉涩多为瘀血等等。

有不良生育、反复流产史者，或不明原因不孕应做免疫学检测。发现有抗体阳性者，应积极坚持治疗，直至转阴。若有流产史或有流产先兆者，宜参照免疫性流产篇中相关证型辨治。

（冯宗文）

参考文献

[1] 王明闯，等.化瘀为主辨治抗卵巢抗体阳性不孕经验.世界中西医结合杂志，2013（11）.

[2] 胡波，张发荣.治疗甲状腺功能减退症的临床经验.江苏中医药，2014（8）.

[3] 刘瑞芬，等.中西医结合治疗免疫性不孕 26 例临床观察［J］.中国中西医结合杂志，2007，22（1）.

[4] 李大金，等.免疫性不孕症的诊断与治疗［J］.中国中西医结合杂志，2000，20（7）：488.

[5] 程泾.实用中西结合不孕不育诊疗学·女性不孕免疫性不孕.中国中医药出版社，2000.

[6] 夏桂成.不孕不育与月经周期调理.人民卫生出版社，2000.

［7］罗颂平，张玉芬，梁国珍.免疫性自然流产与免疫性不孕的临床实验研究.中医杂志，1997，6.

［8］李祥云，李莜箐.不孕与不孕的中西医治疗.上海中医药大学出版社,1998,1.

女性免疫性不育症

女性免疫性不育症是因女性免疫因素引起流产、反复流产、早产或死胎等未能获得活婴者。

一、免疫性流产

免疫性流产系有免疫因素引起的自然流产和反复自然流产（RSA）。

【引起自然流产和反复自然流产的免疫因素】

1. 封闭抗体（BA）缺乏是引起自然流产和反复自然流产的重要因素。如果妊娠时人体缺乏 BA，就不能封闭母体淋巴细胞对滋养层细胞毒作用，可能引起母亲免疫系统对胎儿攻击而导致反复自然流产。

2. 细胞免疫调节异常，自然流产患者 T 细胞中的 CD8+ 明显低于正常妊娠者。若封闭抗体不足，不能削弱其中的 Tc 细胞毒作用，或 Tc 效应增强可导致免疫损伤；自然流产患者血中 NK 细胞活性增强，对胚胎的杀伤作用，均可导致反复自然流产。

3. 抗心磷脂抗体（ACA）可损伤血管内皮，使血小板凝聚形成血栓，导致胎盘梗死，胎盘供血不足而引起胎死宫内而流产。亦是引起自然流产和反复自然流产的重要原因之一。

4. 抗精子抗体（AsAb）可溶解受精卵，损害胚胎发育、死亡而引起早期流产和反复自然流产。

5. 抗卵巢抗体（AoAb）可引起卵巢损害，在多方面干扰卵巢功能，使体内生殖内分泌激素水平发生异常，使雌、孕激素分泌减少影响胚胎发育，导致流产和反复自然流产。

6. 抗子宫内膜抗体（EmAb）能破坏子宫内膜结构，导致子宫内膜的病理损害，子宫内膜发育不良，影响胚胎发育导致自然流产和反复自然流产。

7. 甲状腺自身抗体（AT-Ab）阳性，说明甲状腺组织和功能可能已经受到损伤，而发生甲状腺自身抗体的免疫反应，对胎儿产生"免疫排斥"导致流产。

8. 抗透明带抗体对孕卵的损伤作用而导致早期反复自然流产。

此外，抗核抗体阳性，抗核抗体阳性免疫反应过强的变态反应，可损伤母－胎界面，引起免疫功能紊乱均可导致自然流产和反复自然流产。

总之，上述数种自身或同种免疫抗体、细胞免疫调节异常可导致人体不同的免疫反应，干扰破坏了不同的生殖环节而导致流产、反复自然流产。

【免疫性流产的诊断】

自然流产2次以上，夫妻双方染色体无异常，无感染因素，女性生殖器官无器质性病变，内分泌方面无异常以及男方精液检查无明显异常。血清封闭抗体检测阴性，TBNK淋巴细胞亚群分析检测异常，有抗心磷脂抗体、抗子宫内膜抗体、抗精子抗体、抗卵巢抗体、抗透明带抗体抗核抗体和甲状腺抗体一种或多种阳性史，或孕后上述抗体之一仍为阳性，即可诊断为免疫性流产。免疫导致的自然流产3次以上称免疫性反复自然流产。

免疫性反复自然流产属中医滑胎范畴，中医治疗堕胎、滑胎有千余年历史。早在隋代《诸病源候论》最初提出"妊娠数堕胎专论。"历代医家如明·张介宾之《景岳全书·妇人规》，清·叶桂之《叶氏女科证治·安胎·滑胎》，近代张锡纯之《医学衷中参西录》等，对堕胎、滑胎的病因病机、辨证论治等有较全面的论述，创立了很多有效方剂，如胎元饮、泰山磐石散、寿胎丸等等。现代也有很多中医名家对此有很好的治疗经验。

免疫性流产总的病机是脾肾亏虚，肝血不足，胞宫、胞脉阻滞，胎元失于固摄充养而然。

【辨证论治】

免疫性自然流产和反复自然流产的中医治疗应分孕前、孕后辨治，然孕前调治更为重要，谓之"上工治未病"。

1. 孕前证治　孕前之治有 AsAb、EmAb、ACA、ATAb、AoAb、AzpAb 免疫抗体阳性者，应按前述有关篇章辨治。若 BA 缺乏，或 NK 淋巴细胞亚群检测异常之免疫性反复自然流产，即按以下辨治。抗核抗体阳性和变态反应引起的不育，前者归风湿免疫科，后者归皮肤科诊治。

（1）肝肾不足证：先天禀赋不足，平素房事不节，肾气亏虚。孕后肾气未充致胎元不实，冲任虚衰，系胎无力而致流产或反复自然流产。

妇科特证：胎堕 2 次以上，或月经后期、经量少。

全身证候：腰膝酸软，或有头晕耳鸣，夜尿频多，面色晦暗。舌淡红，苔薄，脉细或细滑。

治法：补肝肾、益精血。

方药：经验方补肾调经汤加减主之。（见方剂篇）

（2）肝肾阴虚兼血瘀证：素体肝肾亏虚，房事所伤，或人工流产、妇科手术等，使肾精肝血益虚，瘀血阻滞冲任、胞脉，胎元失养而流产。

妇科特证：有流产或滑胎史，月经先期量少或月经正常。

全身证候：腰膝酸软，口干咽燥，或头晕耳鸣，或无明显症状。舌黯红，或有瘀点，脉细。

治法：补益肝肾，养血活血。

方药：经验方消抗地黄汤主之。（见方剂篇）

（3）脾肾阳虚证：禀赋不足，或房劳损伤肾阳，命门火衰；或饮食劳倦，脾气受损，生化不足；或久病体弱，气血亏虚而致脾肾阳虚，正气不足，冲任胞脉失温，胎元不固而反复流产。

妇科特证：反复流产，月经量少，色黯淡有块。

全身证候：腰膝酸软，或伴头晕耳鸣，倦怠肢冷，便溏，尿频。舌黯有齿痕，苔白，或有瘀点，脉沉细无力。

治法：温补脾肾，益气养血。

方药：经验方河车毓麟汤主之。（见方剂篇）

若偏于肾阳亏虚者，宜用右归丸加黄芪，温补肾阳。

若仅为脾气不足者，宜用补中益气汤加熟地黄、防风等以补益脾气。

（4）气血虚弱证：气血素虚，或劳倦思虑过度，损伤脾气，气血生化不足；或反复流产，气血亏耗。以致气血虚弱、冲任匮乏，胎元失于摄养而不固。

妇科特证：有流产或滑胎史，月经量少，色淡，或后期而潮。

全身证候：面色㿠白，头晕目眩，心悸气短，神倦肢软，或小腹空坠，腰酸。舌淡红，苔薄白，脉细弱。

治法：益气养血，兼以补肾。

方药：经验方调经十全汤加阿胶、杜仲、菟丝子。（见方剂篇）

（5）肾虚血瘀证：肾气素虚，或人工流产等妇科手术损伤；或肝气不疏；或反复流产，冲任胞宫瘀滞。以致胎元失养而反复流产。

妇科特证：有流产或滑胎史，月经后期或稀发，经血不畅有块，或有痛经。

全身证候：头晕，小腹有时痛胀，腰膝酸软，夜尿频多。舌黯苔薄白，脉弦细。

治法：补益肾气，养血活血。

方药：经验方调经毓麟汤加减。（见方剂篇）

上述第1、3、4证可加入丹参、鸡血藤、川芎等活血化瘀之味，以助调治免疫功能。坚持治疗，可提高封闭效应。

2. 孕后证治　孕后之治，包括了BA缺乏，或已行淋巴细胞免疫治疗转阳或未转阳者。及前述6种抗体阳性治后转阴或未转阴者，无论有无流产先兆，均应按以下辨证施治以防治流产发生。

（1）肝肾不足，冲任不固证：先天禀赋不足，肾气虚弱，精卵不健；或多产房劳，损伤肝血肾精；或因孕后房事不节，耗伤精血肾气等。以致冲任不固，血海不藏，阴血漏下，胎元失养发为胎漏、胎动不安。

妇科特证：妊娠期阴道少量下血，色淡红，质清稀，腰酸，或小腹隐痛。

全身证候：或有头晕耳鸣，倦怠乏力，尿频尿多。舌淡，苔白，脉沉细滑弱。

治法：出血时应补肾养血，固冲安胎为法。

方药：经验方安胎固冲汤主之。（见方剂篇）

血止后，仍须补益肝肾，固护胎元。宜本方去止血药。

（2）肝肾亏虚，瘀阻胞脉证：肝肾亏虚，孕前多为免疫性不孕，或有流产史，以致瘀血阻滞胞宫、胞脉；妊娠后胎元失养、失固。

妇科特证：孕前有免疫性抗体阳性史，妊娠后小腹隐痛，腰酸痛。

全身证候：口干咽燥，或有头晕耳鸣。舌黯红，苔薄黄，脉细滑数等。

治法：滋养肝肾，活血安胎。

方药：经验方消抗固胎方主之。（见方剂篇）

（3）脾肾亏虚，胎元失固证：肾气亏虚，脾气不足之人，虚损未复，屡孕屡堕，肾脾更虚。终致胎失系载，冲任胞脉失养而发反复流产、滑胎。

妇科特证：屡孕屡堕3次以上，甚或如期而堕，孕前月经量少。

全身证候：倦怠肢冷，腰酸膝软，小便夜多，纳少便溏。或伴头晕耳鸣，耳鸣心悸，小腹隐痛，舌淡红有齿痕，苔白，脉细弱或细滑无力。

治法：补益脾肾，培育固胎。

方药：①经验方固本培育汤加减。（见方剂篇）②归氏补肾益气清热法加减。（见方剂篇）

（4）气血亏虚，肾气不足证：母体脾气素弱，气血生化不足；或大病、久病，失血耗气。气虚则血无以生，血虚则气无以养，气血亏虚则冲任失养，胎失气摄血养而殒堕。因堕更虚，气血未复，再孕再堕，而成反复流产。

妇科特证：屡孕屡堕，如期而然，孕前多有月经量少或月经后期。

全身证候：头晕目眩，面色㿠白或萎黄，神疲乏力，心悸气短，腰酸膝软。舌淡苔白，脉细弱。

治法：补气养血，益肾固胎。

方药：经验方加减泰山磐石散主之。（见方剂篇）

（5）气虚胞伤，胎元不固证：素有脾气虚弱，或因病中气亏虚未复，脾胃生化之源匮乏，以致气不摄胎载胎而殒堕。反复流产，气血更虚，伤及胞宫，而发展为滑胎。

妇科特证：妊娠14～18周殒堕，屡孕屡堕，小腹下坠，有宫颈机能不全史。

全身证候：或伴头晕耳鸣，神倦乏力，面色㿠白，心悸气短，大便溏薄。舌淡，苔薄白，脉沉细无力。

治法：益气升阳，固摄胎元。

方药：经验方加味补中益气汤增损。（见方剂篇）

临床所见妊娠 14 ~ 18 周而数堕胎者，多为 BA 不足合并宫颈机能不全。正如《竹林女科》所言"如期复然"是因"先于此时受伤，故后期必应，乘其虚也。"该论颇合宫颈裂伤，宫颈机能不全之滑胎。临床多表现为中气下陷之证，用补中益气汤补气升阳以固胎。然而重度宫颈裂伤和宫颈内扣松弛者，须做宫颈环扎手术，同时必须坚持用补中益气汤加减为治，一般服药 1 ~ 2 周，B 超可见宫颈管长度不同程度增加，表示胞宫由下降转为不同程度上升。此类滑胎，临床并不少见，有些患者一直要求住院，中药保胎至临产。

滑胎大多为肾气虚不能系胎；脾气虚不能摄胎使然。然而肝血不足以养胎亦是不可忽略的一环。临床所见，脾肾亏虚者，多有肝血不足，以其肝肾同源，脾为气血生化之源也。屡孕屡堕，气血更伤，免疫因素影响胞脉瘀滞，胎矢血养，以致殒堕。如《万氏妇人科·胎动不安》所言："脾胃虚弱不能管束其胎，气血素衰不能滋养其胎。"

上述免疫性反复自然流产之治，仅为常见者。虽以免疫因素为主，然而亦多并发有内分泌异常，如 β-hCG、P、E_2 偏低、甲状腺功能减退等。应侧重于未孕时之治，在孕前改善体质，纠正导致滑胎的因素。一旦妊娠，应尽早安胎治疗。故于治疗期间，应动态观察 β-hCG、P、E_2 及 B 超等相关检查，一般服药超过既往流产孕月的 3 ~ 4 周，各项检查正常者方可停药。临床有封闭抗体（-）或经淋巴细胞免疫治疗后仍滑胎 4 ~ 6 次，通过上述辨证施治而成功妊娠、分娩者亦不罕见。

二、母儿血型不合

本篇是孕妇与胎儿之间因血型不合而产生的同种免疫性疾

病。其发病机制已在第三篇母胎血型不合条下论述。血型抗体可引起流产或死胎，临床以 ABO 血型不合为多见，一般病情较轻；Rh 血型不合，发病率低，但病情较重。

【诊断要点】

1. 有不明原因流产或死胎史。

2. 多方面检查排除其他原因的不育、流产。

3. 实验室检查夫妻双方血型，如果女方为 O 型，男方为 B 型或 AB 型；女方为 Rh 阴性，男方为 Rh 阳性，应进一步行孕妇血型抗体检查，检测出血清中抗体及其效价。第一次可在妊娠 16 周进行，作为抗体基础水平，然后于 20～30 周做第二次测定，以后隔 2～4 周重复一次，以监测抗体上升速度或治疗后下降水平。

【辨证施治】

1. 湿热内蕴证　孕妇素有脾虚，或嗜辛辣食物，脾运不健，湿热内蕴，损伤胎儿，而发胎动不安，甚至胎死腹中。

妇科特证：妊娠期腰酸腹痛，或有少量下血为主证。

全身证候：胸闷烦躁，或腹胀便干，口苦或腻，小便短黄。舌红苔薄黄腻，脉弦滑或数。

治法：清热利湿，养血安胎。

方药：茵陈蒿汤（《伤寒论》）加减：茵陈 20～30g，制大黄 5g，黄芩 12g，栀子 10g，生甘草 6g，白芍 10g。

方解：方中重用茵陈，清热利湿，疏利肝胆；黄芩、栀子清热燥湿，利肝胆、三焦，合茵陈引湿热从小便出；大黄降浊泄热通便，配茵陈使瘀热从大便解；白芍养肝血，敛肝阴；生甘草清热解毒，有和中调药之功。湿利热痛，肝胆疏畅，则疾病可愈。

加减　脾虚者加炒白术，阴道出血者加苎麻根。孕 17 周以后加益母草。

2. *脾虚血瘀证* 孕妇素体脾气虚弱，日久，气血失运而瘀阻冲任、胞脉，胎儿失养而发胎动不安，胎死腹中。

妇科特证：妊娠阴道下血，色暗，或有腹痛、腰酸。

全身证候：倦怠乏力，或便溏肢肿。舌淡黯或边有瘀点，苔白，脉弦滑而软。

治法：健脾养血，活血安胎。

方药：当归芍药散（《金匮要略》）加减：当归 10g，白芍 12g，川芎 6g，白术 12g，茯苓 10g，茵陈 15g，党参 15g，砂仁 10g，甘草 6g，泽泻 10g，菟丝子 20g。

方解：方中当归、白芍、川芎疏肝养血，治血行滞；党参、白术、茯苓、甘草补中益气，健脾燥湿以扶正；茵陈、泽泻清热利湿以祛邪；砂仁理气和胃安胎；菟丝子补肾益精并固胎。肝血得养，脾气得健，湿热得除，胎元自安。

加减：气虚甚加黄芪，山药。阴道出血者加苎麻根，阿胶，艾叶炭。血瘀腹痛加赤芍，益母草。兼肾虚腰酸明显者加续断，桑寄生，杜仲。

以上证型，抗体效价高，于孕前、孕后 20 周以后均可加用益母草、丹参、赤芍降低抗体效价。

有文献载中药益母草 16 份，当归、川芎各 5 份，白芍 6 份，木香 0.4 份，为蜜丸，每丸 9g，每日 1～3 次，每次 1 丸，对 ABO 血型不合的孕妇预防服用，半数孕妇免疫抗体消失。孕妇自 17 周服至分娩，亦有降低 ABO 血型新生儿溶血症发生的作用。

据实验研究：茵陈、黄芩中含有 A（B）血型物质，可在体内与红细胞争夺抗体，大黄、甘草均能增加免疫能力。这些药物应用于 ABO 血型不合或 Rh 血型不合的母体可调节免疫力，增加胎儿的免疫力，达到降低抗体效价，减少溶血现象。益母草有祛瘀生新的作用，动物实验有明显抗 A、抗 B、抗 D 抗体作用，为临床运用活血化瘀治疗母儿血型不合提供理论依据。现代药理试验还证实了茵陈、山栀、大黄、黄芩、黄连等均有促进胆汁分泌排泄作用，能降低血中胆红素，并有广泛的抗菌和抑菌作用，这些研究将提高中药预防、治疗母儿血型不合疗效。

有人用清热利湿，养血活血之方（茵陈 15g，青蒿 15g，制大黄 12g，栀子 6g，炒黄芩 12g，当归 9g，赤芍 12g，白芍 12g，益母草 15g，甘草 6g）。治疗 ABO 血型不合 4 例，于孕前开始服药，每天 1 剂，直至孕晚期。此 4 例 ABO 血型抗体滴度 2 例为 1：512，2 例为 1：128。经治疗后抗体滴度分别下降为 1：128 和 1：64，<1：64 及 1：64。3 例妊娠时血型抗体再次升高，经进一步治疗，抗体滴度维持在 1：128 左右。

【按】

女性不育症中由免疫因素引起的自然流产、反复自然流产称免疫性流产，属中医的堕胎、滑胎。多为肝肾不足，脾肾亏虚，气血虚弱所致。然病久、反复流产，包括过期流产而清宫者，多有胞脉、胞宫损伤而致血瘀。瘀滞日久，或阴虚又可生内热。篇中辨治方药亦是益肝肾，补脾肾，养气血为主，兼以清热，活血化瘀。

"上工治未病"，本篇之治，重在孕前。孕前坚持治疗，虚者使先天生殖之本，后天气血生化之源得复。热者得清，瘀者得化，多可免除滑胎之虞。孕前之治多以 BA 缺乏和细胞免疫调节异常为主。《女科经纶·引女科集略》："女子肾脉系于胎，是母之真气，子之所赖也，若肾气亏损，使不能固摄胎元。"肝肾同源，肝肾不足证，则用补肾调经汤加减，以补肝肾、益精血。免疫性反复流产多有胞脉损伤而兼血瘀者，如《沈氏尊生书》所云："气运乎血，血本随气以周流，气凝则血亦凝矣。"肝肾阴虚兼血瘀证，则用消抗地黄汤，以补益肝肾，益气活血，以化胞脉、胞宫之瘀而调节免疫功能。《傅青主女科》谓："妊娠小腹作痛，胎动不安……人只知带脉无力也，谁知脾肾之亏乎。"滑胎多有脾肾亏虚，主治方河车毓麟汤适用于多种免疫性不孕不育，可提高免疫功能和卵巢内分泌功能，是对证效方。偏于肾阳虚，脾虚者，所用之左归丸加黄芪，补中益气汤加熟地黄、防风。有良好的增强免疫功能作用。属气血虚弱者，用加味十全汤补养气血，益肝脾肾，既可提高免疫功能，又有调经助育之效。其他如 AsAb、EmAb、ACA、AoAb、ATAb 及 AzpAb 阳性史者，则按前述相关篇章辨治。

孕后之治：妊娠后有阴道下血或腰腹隐痛者，属肝肾不足，冲任不固之胎漏、胎动不安，也即免疫性先兆流产。《景岳全书·妇人规·胎孕类》云："血动者，胎不安。故堕于内热而虚者，亦常有之。"宜用安胎固冲汤加减以补肝肾，固冲安胎为先。妊娠期间，无论初期、中期（胚胎停育除外）只要出现出血者，均可辨证应用此方止血安胎。血止后应继续安固胎元，仍用该方去止血药为治。若有 ACA 等病史属肝肾亏虚，瘀阻胞脉胞宫者，宜用消抗固冲汤以补肝肾，消瘀阻，安胎元。脾肾亏虚，胎元失固证，屡孕屡堕 3 次以上者，用固本培育汤补后后天以固胎元。《傅青主女科》云："补先后二天之脾与肾，正所以固胞脉之气与血。"实践证明，该方可提高孕妇免疫功能。肾气不足，反复流产失血耗气，致气血亏损，不能固胎养胎，多为滑胎 3 次以上。如《景岳全书·妇人规·胎孕类》所云："凡胎孕不固，无非气血损伤之病，盖气虚提摄不固，血虚则灌溉不周。"所用加减泰山磐石散，益气养血，补肾安胎，有提高免疫功能作用，是治疗免疫性流产对证良方，其与固本培育汤均可治封闭抗体以及多种抗体所致滑胎 3 次以上者，舌淡红有齿痕，脉细滑无力。彼以腰酸痛，大便溏薄，为辨证要点；此则以头晕目眩，面色㿠白，心悸气短，为辨证要点。妊娠中期数堕胎者，多见 BA 不足合并宫颈机能不全。初期治应益气血、补肝肾以安胎，至中期见中气下陷之证时，即用补中益气汤以补气升阳固胎，同时应配合宫颈环扎手术，并须卧床静养。至于母儿血型不合亦是女性免疫性不育症常见病证，一般按湿热内阻，脾虚血瘀辨证，施以茵陈蒿汤和当归芍药加减。然而病程较长，应坚持服药，多可获效。

　　免疫性自然流产、反复自然流产（滑胎）之治，应防重于治，于孕前改善患者体质，纠正导致流产的因素，可事半功倍。然既已妊娠，其治亦甚为重要，要辨证存细，方药对证，坚持服药超过以往流产孕月 3 ～ 4 周，各项检查正常者方可停药。并注意调节情志，避免紧张焦虑，注意静养，前 3 个月禁房事。临床有 BA（−），经淋巴细胞免疫治疗转阳仍然流产者，未行淋巴免疫治疗、经辨证施治而成功妊娠、分娩者亦多。说明中医药治疗免疫性不孕不育有其特色和优势。

（冯宗文）

参考文献

［1］骆和生.中药与免疫（理血类药）.广州：广东科技出版社，1986.

［2］姜梅，等.中西医结合防治 ABO 新生儿溶血症.中西医结合杂志，1987（10）：588.

［3］程泾.实用中西医结合不孕不育诊疗学.中国中医药出版社，2000.

［4］李大金.免疫异常增高型反复自然流产的中西医结合治疗.中西医结合杂志，1997，17（7）.

辅助生殖技术中的调治

　　辅助生殖技术（ART）是指采用医疗辅助手段使不孕夫妇妊

娠的技术,包括人工授精(AI)和体外生殖 – 胚胎移植(IVF–ET),细胞内单精子显微注射,配子移植技术等。

最常用于免疫性不孕的是人工授精(AI)和体外授精 – 胚胎移植(IVF–ET)。

【人工授精】

人工授精是通过非性交方式将精液放入女性生殖道内,有使用丈夫精子(AIH)或使用供精者精子(DI)。早在二世纪(Talmud)就已提出人工授精的可能性,1844 年 Willian Pancoast 报告首例 DI 成功(罗丽兰主编《不孕与不育》),二十多年来要求 AI 者越来越多,免疫不孕属抗精子抗体阳性者也多采取此项辅助生育技术。这样可避开宫颈局部的 AsAb。主要方法:通过精子洗涤技术或上游法使免疫活性细胞、精子表面附着的 AsAb 和精浆内前列腺素、细菌和碎片等有害物质减少或去除,再通过导管插入宫腔,将精液注入宫内授精。

然而人工授精妊娠率一般为 20% ~ 30%,或存在感染某些疾病的危险性。

手术前辨病辨证施治(中医药的辅助治疗)

1. 治疗 AsAb,按照 AsAb 与不孕篇证治。

2. 调节内分泌,促进排卵:若 AsAb 滴度不太高,并发月经不调,排卵障碍,辨证属肝肾不足者,用补肾调经汤加减;属肾气不足,兼气血瘀滞者,用调经毓麟汤加减。既可抑制降低 AsAb 抗体,又能调节内分泌,促排卵而助孕。坚持 1 ~ 2 个月,可提高人工授精的妊娠率。

【体外授精 – 胚胎移植】

1978 年 7 月 25 日在英国诞生了世界第一例"试管婴儿",自

1988年我国第一例"试管婴儿"在北京诞生以来，此项辅助生殖技术已发展成为生殖医学的重要组成部分和治疗不孕症的重要方法，并取得了较好的成效。近几年体外受精 – 胚胎移植（IVF–ET）发展较快，就治者更为普遍。其中包括了免疫性不孕症。尽管如此，其亦有不足，以体外授精 – 胚胎移植（IVF–ET）为例，成功率一般仅为30% ~ 40%，流产率较自然妊娠高。中医药在施术前，失败后进行调治，孕后预防性保胎和安胎治疗，有较好的效果。因此，要求中医辅助治疗的患者亦越来越多。

十多年来，我们对此进行了研究和探索，逐渐形成了一套中医分期辨病、辨证施治方法，临床切实可行且有良好效果。兹分述于下。

1. 准备期　本篇主要针对免疫性不孕不育或本病 IVF–ET 失败和流产后要求中医调治而施术者。其中或部分伴有不同程度的内分泌失调、排卵障碍、子宫内膜生长不良（过薄、过厚，或薄厚不匀等）、多囊卵巢综合征（PCOS）、子宫内膜异位症、输卵管粘连、积水或年龄偏大，卵巢储备功能不良等。临床有月经不调、痛经或伴有抑郁、紧张、失眠、不安等。

免疫抗体（AsAb、ACA、EmAb、AoAb、ATAb 阳性和 BA 阴性等）若未经治疗者，则按免疫性不孕不育篇或免疫性流产相关病种辨证施治 1 ~ 2 个月，待患者免疫抗体滴度下降或消除，内分泌激素、排卵、子宫内膜、月经以及体质、精神得到改善即可进入 IVF–ET 实施方案。此期间应避孕。

2. 预处理期　在用免疫抑制剂和阿司匹林治疗，淋巴细胞主动免疫治疗的同时，继续按准备期中药治疗。若伴月经紊乱，PCOS 患者，未经过上阶段调治者，在生殖中心应用口服避孕药或达英 35 调整周期的同时，辨证应用河车毓麟汤、调经毓麟汤加减。较重的子宫内膜异位症，在进行超长方案用药同时，即辅以补肾养精、健脾益气、疏肝解郁、活血化瘀等方法，可辨证应用河车毓麟汤、化瘀消抗汤等加减。继续消除减轻免疫抗体，协助患者恢复正常月经周期，改善盆腔受累状况，以便进入降调期。

3. 降调期 采用常规长方案（控制性促排卵卵方案）生殖中心在黄体中期（前一月经周期第 21 天）开始使用 GnRHa 进行垂体降调节，以降低卵巢对内源激素的敏感性，既能控制垂体又不过度抑制卵巢功能。降调节同时，继续辨证应用施术前期诸方法，调养冲任、胞脉、胞宫，协同 GnRHa 增加窦卵泡募集数，使卵泡同步发育，同时防止内源性 LH 峰的出现，可明显增加获卵数和优质胚胎数，增加 IVF-ET 成功率。如基础性激素无明显异常和经准备期调治者，降调期可以不用中药。待月经来潮时，用 1 ~ 3 天益母胜金丹加味助胞宫祛瘀生新，以利子宫内膜正常生长，也可消除抗体。

4. 促排卵期 超促排卵是促使多个卵母细胞进一步生长发育成熟，以利获取较多的卵细胞。在应用超促排卵药物的同时，用补肾调经汤加减补益肝肾，抑制、消除抗体，促进卵泡生长，以助"氤氲"。如果虽有卵泡生长，但子宫内膜厚度 ≤ 6mm，血基础 E_2 值较低，属肝肾阴虚者，用养阴育麟汤加桃仁、红花滋阴活血以助生长；基础 E_2 值在正常范围，则宜调经毓麟汤加桃仁、红花。偏阳虚加鹿角胶、淫羊藿。此两种方法既可抑制免疫抗体，又能补肾养肝、活血通络，以助胞脉、胞宫气血畅通，而养长子宫内膜、促排卵。若卵泡发育不良，数量不多，子宫内膜未增厚或者过厚（ ≥ 16mm），则宜放弃。再调治 1 ~ 2 个周期，待多个卵泡发育正常，在注射 HCG 日子宫内膜厚度达 8 ~ 12mm 为宜，如此可提高成功率。

5. 取卵后、移植前期 一般取卵后开始黄体支持。此期应补益脾肾、调养气血以修复取卵时之损伤，改善胞脉、胞宫气血以助子宫内膜养长，协同西药提高孕酮水平，为种植、着床做好准备。宜用调经毓麟汤加龟甲胶、鹿角胶、山茱萸等；子宫内膜厚度欠佳者，仍用养阴毓麟汤，阴阳两虚者加仙茅、淫羊藿。此期仅 3 ~ 4 天，应即时用药。若情绪不稳、紧张失眠者，予逍遥散加郁金、香附、素馨花、合欢花、夜交藤等以疏肝解郁安神。若出现卵巢过度刺激综合征（OHSS）、腹水、胸水、腹胀胸闷而咳等，在生殖中心处理的同时，按附篇辨治。

6. 移植后期　一般移植后 14 天验孕。在黄体支持的同时，肝肾不足者，于移植后第 3 天用经验方助育汤加减，紧张失眠加合欢花、夜交藤。以滋肝肾、助着床、养胎元。脾气虚者加人参、白术；气阴两虚者合生脉散。多次失败或流产属脾肾亏虚、肝血不足者，宜用固本培育汤加减。气血不足者，用加减泰山磐石散，以消抗体、补肾固胎、补脾摄胎、补气血以养胎。服 12 剂后，即到抽血验孕时，若已妊娠，应继续用上方药 7 ~ 15 天以巩固之。待 B 超提示可见胎心搏动、血 HCG、P、E_2 属正常范围后停药。若见先兆流产，血 HCG、P、E_2 偏低者，则按照免疫性流产辨证施治。若未成功，休息 1 ~ 2 个月后，再按上述方法辨治。

本分期辨治法是一套整体方案，可根据患者的不同病情以调整。如果就诊较早者，则从准备期开始，按序进行辨治。若在不同期就诊（预处理期、降调期、促排卵期、取卵期、移植前、后期）者，则从该期开始辨治。

准备期的中医调治甚为重要，若此期坚持用药，可事半功倍，确可提高妊娠率，降低流产率，甚至可能自然妊娠。此后各期为辅助治疗，协同西药提高效果。

本法可重复施用，若能坚持，则有望成功。接诊的患者中，多有失败流产 3 ~ 6 次通过治疗获得成功，也有第 8 次移植成功妊娠分娩者。

篇中所用诸方均见于方剂篇中。

（冯宗文）

附篇：卵巢过度刺激综合征的中医证治

卵巢过度刺激综合征（OHSS）是指卵巢对促性腺激素的刺激过度反应，系辅助生殖技术使用大量促性腺激素超促排卵，和不孕症用氯米芬（克罗米芬）等促排卵导致多个卵泡发育，血清雌激素过高等较常见的一种并发症。

一、临床表现

B 超与实验室检查可分为轻、中、重度三度。

轻度：仅有下腹轻度压痛不适。B 超检查：双侧卵巢增大，直径 ≤ 5cm，血清 E_2 ≥ 1500PG/ml。

中度：下腹胀痛不适，尿少。双侧卵巢增大，直径 5 ~ 12cm，血清 E_2 ≥ 3000PG/ml，腹水少于 1.5L。

重度：腹部膨隆、胀痛，甚至恶心呕吐。双侧卵巢明显增大，直径 > 12cm，大量腹水或胸水，可导致血液浓缩、高凝状态、电解质紊乱等。

本病症是 20 世纪后半期才明确的医源性疾病，中医古籍无此疾病。

二、常见证候辨治

1. 脾虚湿阻气滞证 《素问·至真要大论》："诸湿肿满，皆属于脾"。素体脾虚，过用促排卵药，或孕后，脾气益虚，运化失司，湿浊不化，阻滞气机而成本证。

证见下腹胀满或疼痛不适，小便短少。或胸闷气促、倦怠。舌淡红或黯，苔白，脉沉弦软。治宜健脾利水，理气活血为法。经验方健脾消水方主之：白术12g，茯苓10g，泽泻10g，当归12g，白芍10g，川芎6g，桂枝5g，陈皮10g，大腹皮10g，砂仁10g，益母草30g。

【加减】（1）合并胸水酌加厚朴10g，杏仁10g，桑白皮10g。胸水较重，非妊娠者加葶苈子10g，桃仁10g以利肺活血除水饮。

（2）肿胀尿少加猪苓10g，车前子10g以增利水消肿之功。

（3）倦怠气短脉虚者加黄芪20～30g以益气行水。

（4）挟热舌红苔黄者加黄芩12g以清热。

（5）妊娠或IVF-ET移植后，去益母草，酌加续断15g，桑寄生15g以护胎。

【方解】方中白术健脾、运化水湿；茯苓、泽泻助白术运化之功，利水渗湿。气行则水行，大腹皮、砂仁、陈皮理气行水；桂枝温通阳气，助膀胱气化之功；当归、白芍、川芎养血活血，使利水不伤阴。益母草活血化瘀以利水护肾。

【现代研究】本方主要成分五苓散对肾积水者的治疗，其利尿作用，对尿流量动力学影响较强，白术有显著利尿作用，并促进钠的排泄。茯苓有显著利尿作用，其主要成分茯苓素对Na^+-K^+-ATP酶和细胞总ATP酶有显著的激活作用，可促水盐代谢功能。泽泻有明显的利尿作用，含多量钾，其利尿作用与排钾有关。桂枝有利尿强心作用。益母草抗凝血、扩张血管，改善肾血流量、利尿、尿素氮排出增加，恢复肾功能。

2. 肾虚阴伤水停证　《素问·逆调论》："肾者水脏，主津液。"肾虚之人，过度促排卵，使肾气益亏，气化不及，三焦水道不利，而致水停。若反复利水（包括抽水），不但重伤肾阴，精难化气，而且损伤气血而致阴伤血瘀水停。

证见腹胀胸闷，小便短少，口十咽燥，头晕腰酸，或耳鸣，咳而气促。舌红苔薄或剥脱，脉细数。治宜补肾滋阴，活血化瘀，复气化，慎利水为法。经验方补肾消水方主之：熟地黄 10g，生地黄 10g，山茱萸 10g，山药 15g，茯苓 12g，牡丹皮 10g，泽泻 10g，女贞子 15g，当归 10g，白芍 10g，丹参 15g，益母草 30g。

【加减】阴虚火旺，苔黄脉细数者去熟地黄，加知母 10g，黄柏 10g，龟甲 15g 以滋阴降火。其余加减如健脾消水方。

【方解】方中熟地黄、山茱萸、山药补肾之精气为主，兼补肝脾之阴。泽泻、茯苓泻肾浊、脾湿。牡丹皮清泄相火，使山茱萸滋补肝肾精气而不温。女贞子补肝肾之阴。当归、鸡血藤养肝之阴血。丹参、益母草活血化瘀以保肾，有利于血脉活、水浊去。全方补肾气肾阴以复气化之功，利水而不伤阴，正复邪去而安。

【现代研究】六味地黄汤具有改善肾功能和降血压等作用，其他如茯苓、泽泻、益母草等见消水方。

卵巢过度刺激综合征临床较为常见，因此探索出此套较为有效的中医治疗方法。上述诸法适用于该病证属轻、中度者，重度者必须住院中西医结合治疗处理。

（冯宗文）

参考文献

［1］罗丽兰.不孕不育·辅助生殖技术.北京：人民卫生出版社，1998.

［2］尤昭玲，等.体外授精－胚胎移植中医辅治方案的构建.湖南中医药大学学报，2009，29（5）.

［3］谢鸣.方剂学.北京：人民卫生出版社，2002.

［4］沈丕安.中药药理与临床应用.北京：人民卫生出版社，2006.